あなたのツレは ADHD なんです

メリッサ・オーロフ［著］
松本剛史［訳］

柏書房

This edition published by arrangement with Suzan Schulman A Literary Agency, New York through Japan UNI Agency, Inc.

あなたのツレはADHDなんです　目次

ADHDの症状は結婚にどんな影響を及ぼすか　46

ステップ2：障害となる感情に取り組む　155

ステップ3：夫婦ふたりで治療を受ける　190

注意：六ページに記載したように、本書においてはADDを用いず、すべてADHDと表記している。ただし、体験談などの引用において、元の文章がADDを用いている場合は、修正せずに原文どおりとした。

この本をだれに捧げましょうか
まずはもちろんジョージに……
それから、キャットとアレックスに
あんたたちは最高！

はしがき

メリッサ・オーロフに初めて会ったときのことは今でも忘れられない。私がニューハンプシャー州にあるプレパラトリー・スクールのフィリップス・エクセター・アカデミーに通っていたころ、彼女は学校の評議員を務めていた。ある調査をしていた彼女は、私が何かしらの役に立つのではないかと思ってくれたようだ。あの学校が大好きだった私は、喜んでその役目を引き受けた。

私たちはケンブリッジにある〈サマー・シャック〉というシーフードレストランで待ち合わせた。メリッサは先にきていたのに、私が店に着いてなかを見回すと、目についた客はひとりだけで、てっきり男性だと思ってしまった。髪がとても短かったからだが、結局その人がメリッサだとわかった。彼女の髪は、今ではずっと長くなっている。

それだけでなく、彼女はジョージと結婚してから、いろいろな点で変わった。私が初めて会ったころのジョージは、小柄だがたくましい体つきの、意志強固な男性だった。なんでも自分で解決するという、いかにも男らしい姿勢の持ち主でもあった。その半面、新しい知識への好奇心があり、自分のADHDについても学ぼうとする意欲があった。今でも小柄だがたくましい、意志強固な男性であることは変わらない。しかしたくさんのことを学びもした。

メリッサとジョージは英雄となった。少なくとも私の目にはそう映る。ふたりはドラゴンに、そう、『アーサー王物語』のガウェイン卿が戦ったような火を吐くドラゴンを相手に、勇気をもって気高く、そして誠実に立ち向かった。敗北という名のドラゴンの顎《あぎと》から自分たちの結婚を救い出し、今は安全で喜びに満ちた場所に置いている。三〇年以上にわたって精神科医を務めて来た私は、ジョージとメリッサの場合のように夫婦生活が悪化したとき、だいたいどんなことが起こるかはよく見てきた。ふつうはひどい行為のあとにひどい言葉が飛びかい、裏切りが表面化し、古い傷がぱっくり口を開け、理解よりも攻撃が先に立ち、友人たちがどちらかの側につき、夫婦のそれぞれが自分の立場を正当化しようと躍起になり、責めはほとんど相手に負わせっぱなしだ。楽しかった思い出は薄れ、子どもたちは苦しみ、親族はやきもきし、たくさんの人たちの日常がゆがめられ、かつて愛だったものが悪臭を放つ汚水となってしまう。

しかしメリッサとジョージは、こうしたよくある成り行きを受け入れようとしなかった。自分たち夫婦が歩んでいく別の道を切り開いたのだ。ふたりはおたがいに見つめ合い、「愛し合うほうを選びましょう」と言った。そして、多くの人たちからもうむりだろうと見限られてしまった関係を築きなおすという、つらく困難な仕事に取りかかったのだ。

閉まったドアの向こうで、ふたりは壊れてしまった結婚生活を元どおりにしようと努めた。ばらばらになったハートを一かけ一かけ、もう一度組み立てていった。それぞれが粉々にしてしまったものを、一片ずつていねいに作りなおした。くる日もくる日も、何週も何カ月にもわたって、おたがいに許し、理解し、つながり、偽りのない本物の愛の火をふたたび点すという不可能にも見える難事業をやってのけた。

私の書いた本のなかで、メリッサとジョージがヒーローであるのは、ふたりが不利な状況を覆し、それはむりだよというシニカルな人たちの声に対して、私が引き合いに出せる前例になってくれたからだ。メンタルヘルスの分野にいる人たちは、私の年齢（六〇歳）に達するころにはすっかりシニカルになってしまい、望みがあると口にすることにはひどく用心深く、慎重にかまえることが多い。

しかしメリッサとジョージは、たとえ失われた愛でも、以前にもましてすばらしい愛となってよみがえることを証明した。これはまさにヒーローにふさわしい、祝うべき価値のあることだとお思いにはならないだろうか？

本書は私にとって、そのお祝いが形になったものだ。メリッサたちは自分たちの個人的な祝いごとを、他の人たちへの贈り物として見せてくれている。

メリッサはこの五年間、ＡＤＨＤが夫婦関係に及ぼす影響を熱心に勉強した。研究に研究を重ね、多くの話や意見に耳を傾け、徹底して学んできた。あえて言わせてもらえば、ＡＤＨＤと人間関係にかけては、いまや世界有数の権威だろう。そしてブログから電話での相談にいたるまで、自らの経験だけでなく研究によって得た厖大な知識にももとづいて、毎日のように多くの人々へのアドバイスを続けている。

メリッサとジョージには、自分たちの失敗を周囲に伝える勇気があった。だがこの本は決してただの告白などではない。賢明で抜け目のない戦略や策略、知略や術策を記した総目録なのだ。あなたがた夫婦のどちらかもしくは両方がＡＤＨＤだった場合、あなたが何をすればいいかをすべてまとめあげたすばらしい本だ。人生をより良い方向に、それも劇的に変化させられる、最高の指南書といっていい。

メリッサには医学や精神衛生学の学位はなく、本人もときどき、こんな本を書いていいのかという思いを口にしていた。そうした謙虚さが、あらゆることを学ぼうという粘り強い姿勢につながったのだ。それはおそらく他の人々にとっても役に立つ。先ほども申し上げたように、今の彼女は並みの専門家よりはるかにりっぱな専門家だろう。

しかも彼女には、ほとんどの専門家にはないものがある。自ら苦しんだという強み。最悪の嵐を切り抜けてきたという強み。自分が実際に経験したことを話せるという強み。そしてその経験を乗り越えてきたという強みだ。

だからこの女性を、この夫婦を、この本を信用してくれていい。ここに書かれていることから学び、その方法を実践して成長することで、メリッサとジョージのように、愛を新たに生み出すことができるのだ。

——エドワード・M・ハロウェル医学博士

謝辞

本の一冊一冊にはドラマが隠されている。この本は、私とジョージとの「古い結婚生活」の燃え殻のなかから構想されたものだ。ジョージはすばらしい夫だけれど、実際、あまりすばらしくない時期もあった。本人もそう認めるのにやぶさかではないだろうが、そのあとに笑いながら、君だってあまりすばらしくなかったよと言うだろう。私たちの結婚生活は、まだ診断の下っていないADHDがもたらす緊張の下で壊れてしまい、なんとか改善しようとするのは、大きな岩を転がしながら山の斜面を上っていくような思いだった。こうした影響を、私は今ADHD効果と呼んでいるが、夫婦ふたりでその問題と懸命に取り組んでいるうちに、ADHDが結婚生活に及ぼす影響が実はさほど大きくないということに気づいた。だから他の人たちがもっと短い時間で、またできるものなら私たちほどの苦痛を感じることなく、同じ道のりをたどれるようにお手伝いしたいと決めたのだ。

ジョージにはもちろん、いのいちばんに感謝を伝えなくてはいけない。彼は私との結婚生活をやりなおすだけの勇気を示したばかりか、他の人たちのことも手伝いたいという私の夢を献身的にサポートしてくれた。私たち夫婦の話でとくにばつの悪い部分を公開することを快く許し、また私のウェブサイトを毎日管理してくれた。自分のADHDをきっちりとコントロールもした——今は私たちふたりとも、もうその件をあまり意識することもない。「ありがとう」だけでは足りないけれど、それでもこの場にふさわしい言葉だろう。愛してる、ジョージ。

エドワード・ハロウェル博士にもぜひお礼を言わなくてはいけない。彼は私の庇護者で、友人で、人並みはずれた先生だった。二〇〇三年から彼とともに働くことができたのは、名誉であり喜びだった。また、脳という魅惑と脅威に満ちた世界へ私を導いてくださった、ジョン・レイティ博士にも感謝を。

アンドレア・グレナディア、ジュリー・ヘフリン、シンシア・ラベンソン、バブス・コールは、この本を「正しい」ものにするために力を貸してくれた。初めのお三方は敏腕編集者として、私の原稿をつぶさに読み、すばらしいフィードバックをくださった。バブスは長い時間をかけて本のレイアウトを隅々までチェックしてくれた。そして私の結婚生活がどん底に落ちこんだあの日、私の手を握って励ましてくれたジュリーに、特別な感謝を。

最後になるが、私のブログとフォーラムにお便りを寄せてくださった大勢の方たちに感謝を申し上げたい。この数年間に、私が大きな刺激を受けて、この本を形にすることができたのは、こうした方たちの貴重なお話のおかげだ。さまざまな人生、さまざまな感情、さまざまな物の見方を教えてくださったみなさん、ほんとうにありがとう。

本書に関する二、三の注意書き

「ADD」という言葉は、厳密には今では存在しない。現在は注意欠陥障害を指す正式な医学上の呼称として「ADHD」が使われ、とくに多動性が顕著なもの、注意散漫が主な特徴となるもの、その両方が見られるもの、といったサブタイプが存在する。

本書では共通性の高いパターンに焦点を当てているが、ＡＤＨＤはさまざまな人たちにさまざまな形で現れるものだ。だから「ＡＤＨＤを持った人たち」「非ＡＤＨＤのパートナー」などはごく一般化した呼び方であって、すべての個人がある特定の特徴を示したり示さなかったりするわけではないことを覚えておいてほしい。ＡＤＨＤは男女ともに持つものだが、この本では、夫のほうがＡＤＨＤであるという書き方をしている例が多い。私たち夫婦がそうしたケースだという事情もあるが、決して私の偏見を表したものではない。インターネットで夫婦関係の情報を求め、私のブログやフォーラムにたどり着くのは、どうやら男性より女性のほうが多いということ。そしてこの本で取り上げている実例の大半は、そのブログとフォーラムから来ているものだ。

本書にある情報は、どちらかがＡＤＨＤである夫婦だけでなく、ともにＡＤＨＤである夫婦にも当てはまる。ふたりともがＡＤＨＤの家庭では、どちらか一方のＡＤＨＤの症状がよりコントロールされている場合が多い。そしてその一方、たとえば妻のほうが、コントロールされていない夫のことを、「私はＡＤＨＤをコントロールするための努力ができているのに、どうして彼にはそれができないのか？」と思っていたりする。そうしたパターンができあがっていく過程は、本書にも説明されている。しかし両方がＡＤＨＤの夫婦でも、たとえいろいろなことが無秩序になったにしろ、ＡＤＨＤについてよく知ることで、おたがいをより尊重できるようになる。

＊精神医学による診断マニュアルは、現在改訂中だ。つぎの版に関しては、多動性を含むＡＤＨＤ、含まないＡＤＤを区別する方向に戻るかどうかといった話が出ている。さらに、成人のＡＤＨＤ、子どものＡＤＨＤを区別するかどうかの議論もある。ただしＡＤＨＤの夫または妻が多動的であるかどうかは、本書の趣旨にはあまり関係がない。

第1部

ADHDのある結婚生活とは？

ＡＤＨＤ効果

あれは最良の時期にして、最悪の時期であった。
英知の時代にして、愚行の時代であった。
信頼の時期にして、不信の時期であった。
——チャールズ・ディケンズ『二都物語』

結婚生活は総じてそうだが、ＡＤＨＤの影響を受けた結婚でも、とてもうまくいく場合もあれば完全な失敗に終わる場合もある。それでも、ＡＤＨＤの症状にゆがめられた結婚生活は、「最悪の時期」と明言してしまって差し支えないだろう。毎日が苦痛と怒りの連続だ。おたがいにほとんど話らしい話ができない。たとえ話しても、意見が合ったり、物事を同じように見たりすることはめったにない。そのうちイライラや不満がつのり、どうしてもっと状況をよくできないのだろうと疑わしくなる。妻も夫もおたがい、彼（彼女）にはなんとかしようという気がないのじゃないかと思えてくる。もしその気があるなら、今ごろはもう少しましになっているはずじゃないのかと。

ＡＤＨＤのある（もしくはその可能性のある）人と結婚した場合、あなたはその相手から無視されているように感じ、孤独を味わう可能性がある。あなたがもし女性なら、夫はやると言ったことをちっとも守ろうとしない。そんなことの連続なので、家におとながいるのでなく、もうひとり子どもがいるような気がしてくるほどだ。しじゅう夫にいろいろなことを思い出させなくてはいけないように感じる。いつもがみがみ小言をいい、そんなふうになってしまった自分が嫌になり始める。しょっちゅう夫婦げんかをするか、どちらも何を言ってもほとんど無意味なような気がしてしまう。あなたは夫が、自分の興味のあることには夢中になるのに、あなたにはちっとも興味を示さないことに不満をつのらせる。なかでも最悪なのは、夫を頼りにできるのかどうかわからなくなり、向こうが「好きなことをして楽しんでる」あいだ、自分が家庭の責任をほぼすべて負っているように感じ、大きなストレスを抱えこんでしまうことだ。

もしあなたがADHDを持った（もしくはそう思っている）夫なら、まるで小言ばかりのモンスターとひとつ屋根の下に暮らしているような気になるのじゃないだろうか。あなたが愛おしんでいた相手は管理魔に変身し、ふたりで過ごす日常のあらゆる点まで思いどおりにしようとする。あなたがいくらがんばっても、妻を満足させられるまではいかない。他のことで、たとえば仕事で成功していてもだめなのだ。そして結局、妻をひとりで放りっぱなしにするのがいちばん楽だということになってしまう。たしかにぼくもときどきミスをする、それは認めるけれど、でも彼女だって同じじゃないか。完璧な人間なんてどこにもいないんだ。たまにはリラックスして、がみがみ言ってばかりじゃなく、機嫌よく過ごしてくれないものか。

今の話のどちらかに身に覚えがあるとしたら、あなたはADHD効果（これは私の造語だ）に染まっている。結婚までの期間は幸せで楽しかった（そして往々にして早く過ぎる）けれど、結婚生活はまったくちがう。どうしようもなく不幸で寂しいのに、パートナーはそのことを察してくれない――こちらから話そうとしてもだめなのだ。それで自分でも意外なほど悪あがきをしてがみがみと口うるさくなり、気持ちが高ぶっては落ち込むのくり返しでだんだんコントロールできなくなってしまう。その根本的な理由は、ＡＤＨＤの症状と、その症状へのあなたたちふたりの反応が、夫婦関係を壊してしまうことにあるのかもしれない。しかしＡＤＨＤが果たす役割を理解することで、あなたの結婚生活を好転させることもできる。この本を読めば、ＡＤＨＤをどのようにつきとめるか、ＡＤＨＤが結婚生活にどういった問題をもたらすか、そしてあなたの人生を立て直すためにどのようなステップを踏んでいけばいいかを学べるだろう。

意外に思われるだろうが、ＡＤＨＤに影響された結婚にはいくつかの一貫したパターンがあって、実は予測がつきやすい。つまり、あるＡＤＨＤの症状がきっかけでその夫婦の関係に一連の反応が起こり、結婚生活のなかでさらに悪循環を生むというパターンだ。そうした場合には、知識が力となる。こうしたパターンの責任はあなたたちふたりにあるのだ。その仕組みがわかっていれば、あなたからそのパターンを変化させ、回避することもできる。

この本は、そうした夫婦のためのガイドブックだ。私も夫も、もし最初からこの本があったらどんなによかったかと思う。この本を読めば、あなたが夫婦関係を続ける足がかりを取り戻し、傷ついた気持ちを治し、明るく豊かな未来へ向かう道を切り開くためのいくつかのステップをたどることができる。あなたの問題が性格的な欠陥や破綻によるものではなく、ＡＤＨＤの影響がもたらした結果であること――そしてあなたたちふたりが力を合わせれば乗り越えられるということがわかる。ＡＤＨＤを本来あるべき場所に戻し、あなたの毎日を決定的に左右する要因ではなく、数多くある人生の側面のひとつにすぎなくする方法がわかる。

代償は大きい――ＡＤＨＤと離婚にまつわる調査から

ＡＤＨＤの代償はかなり大きい。ＡＤＨＤが結婚生活に及ぼす影響についての調査結果によれば、こうした結婚の多くは、ＡＤＨＤの症状のためにふたりの関係に誤解やいろいろな問題が生じ、最終的に破綻するという。たった今離婚を考えていたり、以前考えたことがあるとしても、それはまったくふつうのことなのだ。あなただけの話ではない。

ある調査によると、ＡＤＨＤのある人はＡＤＨＤのない人と比べ、離婚率がおよそ二倍高くなるという。また別の調査では、少なくとも一方にＡＤＨＤがある男女の関係は、五八パーセントが機能不全の状態にある——ＡＤＨＤではない人たちと比べてやはり二倍だ（1）。この恐ろしい数字は、こうした関係が多くの場合、いかに難しいことになるかを物語っている。しかしこの数字は、ＡＤＨＤのある人たちがいい夫や妻になれないことを意味しているのではない。こういったケースでは、夫と妻がどちらかのＡＤＨＤの症状と、その症状をめぐるおたがいの反応（もしくは反応のなさ）に蝕まれてしまうことが多いのだ。

私は毎日そうした証拠を目にしている。私はエドワード・ハロウェル博士とともに www.adhdmarriage.com という、ブログとフォーラムのサイトを運営しているが、そこには驚くほどたくさんのご夫婦がＡＤＨ

（1）ＡＤＨＤのある成人の離婚や別居に関する著名な研究の嚆矢は、一九九三年にビーダーマン、一九九六年にマーフィーとバークリーが行ったものだ。どちらの場合も、のちにバークリーらが行った研究より年長の被験者が参加している。これによると、離婚率は年長になってもそう上がっていないけれど、機能不全の率は大きく上がっていた（全夫婦の五八パーセント）。ＡＤＨＤの症状が夫婦関係のなかで何度もくり返されるほど、結婚への不満が増していくのだとすれば、この研究結果は私の観察と一致しているように思う。状況はすぐにでも悪化しうる。夫婦間に機能不全のパターンができあがってきたら、早く取り組まなければいずれは離婚にいたるということだ。これらの研究についてさらにくわしく知りたければ、つぎを参照のこと。ADHD in Adults:What the Science Says by Russell a. Barkley, Kevin R. Murphy and Mariellen Fischer, The Guilford Press, 2008, pp. 380-384.

Dのある結婚生活のお話を寄せてくれる。そうした方たちの体験談はとても重要だし、ぎょっとするほど身に覚えのあることも多い。みなさんが心の奥深くにある感情や経験、そして夢を語ってくれる。

治療されていない、もしくは治療が不十分なＡＤＨＤは、夫婦のどちらにとってもまったく受け入れがたいものだ。その症状は身体的にも経済的にも、精神的にもすごく応える。ただし、また別の要因も働いている。私がブログサイトを運営し、いろいろな夫婦のコンサルティングを務めた経験からわかったのは、ＡＤＨＤの症状についての知識のなさと誤解がきわめて多くの害を引き起こしているということだ。こうした夫婦の関係から生じてくる特定のパターンを正しく知れば、それを避けるすべを学ぶことができる。そうした理由から本書では、以下のことに取り組んでいる。

- おとなのＡＤＨＤの症状をつきとめて解釈する。
- ＡＤＨＤを効果的に治療することがなぜ重要なのか、実際の夫婦関係での「効果的な治療」とはどのようなものか。
- ＡＤＨＤの存在を考慮に入れながら、妻にとっても夫にとってもポジティブなやりとりの仕方を見つける。

ＡＤＨＤに冒された結婚を立て直したとき、どう報われるか

私自身の体験をざっと振り返ってみることで、ほんとうに機能不全に陥った結婚でも、正しい知識と理解と共感、それに結婚してからの過去を乗り越えて進もうという決意があれば、また好転し、幸せに暮らせるよう

になることがわかってもらえるだろう。

他の多くの夫婦と同じように、私と夫の場合も、自分たちのどちらかがＡＤＨＤだとは思ってもいなかった。私は夫の才気煥発さや機転や頭の回転の速さ、冒険を愛するところに夢中になった。彼は音楽や食べ物やワインが大好きで、たくさんの愛情や気遣い、贈り物、思いがけない旅行などで、私の人生に想像以上の興奮をもたらしてくれた。とにかく私に対して一生懸命で、その激しさに驚くと同時にいい気持ちにもなった。仕事でも腕ききで実際に成功していたが、それでも温かい人だった。初めてのデートで私の体調が悪くなったとき、家のソファに寝かせて毛布をかけ、熱いお茶を持ってきてくれたのはほんとうにうれしかった。

なのに何年もたたないうちに、結婚生活はどんどん破綻し始めた。おたがいへの愛情はあっても、どうすることもできなかった。最初のころはあんなにかいがいしかった夫が、私や私に必要なことを完全に無視するのが信じられず、家のことや子どものことで責任を果たさなくてはならなくなったとき、その態度が「一貫して当てにならない」のも理解できなかった。たまに手を貸すことはあっても、たいていは何もしないし、私の存在にすら気づかないように見えることも多かった。でもあとで聞いてみると、夫のほうも戸惑い、頭を悩ませていたのだ。自分の結婚した相手が、あんなに温かく楽天的だった女性が、どうしてこんな疲れきったがみがみ屋になってしまったのか。どうして少しぐらいこっちを解放して、ほうっておいてくれないのだろう、と。

結婚一〇周年になるころには、夫婦としてはまったくうまくいかなくなってしまい、ふたりとも離婚を考えるほどだった。ただ、子どもたちをちゃんと育てたいという気持ちと、自分たちはもっとうまくやれるはずだという心の奥深くにある思いだけでかろうじて結びついていた。おたがいにあるのは腹立ちと不満ばかり、まったく気持ちは通じず、ほんとうに不幸せだった。私は臨床的うつ病になった。またそのころ、九歳になった娘に、算数の学習障害とＡＤＨＤがあるという診断が下った。

私たちはＡＤＨＤがきわめて遺伝しやすいことを知らなかった――実は身長と同じくらいなのだ（２）。もしＡＤＨＤを持った子どもがいれば、その生物学的な親のどちらかがＡＤＨＤである可能性は高い。私たちもあとでその関連性を知り、十分な評価を行うことで、夫がＡＤＨＤを持っていることをつきとめた。それから、治療するかどうか、そして夫が――ひいては私が――どう対応するかをめぐって争いが始まった。この種の争いはとてもよくあるものだ。人によっては、こうした診断によって気持ちが解放され、新たな始まりとなることもある。でも、私の夫の場合のように、自分の地位や自己認識、自己イメージが脅かされるように感じられることもある。どこまで自分を変えなくてはならないのか？　またいだれに対して変わるのか？　それでも時間をかけながら、しかるべきサポートを受けられれば、ＡＤＨＤのある人たちのほとんどがその診断の意味を受け入れ、自分の暮らし、そしてパートナーの暮らしをよりよくすることは可能なのだ。

あなたたち夫婦のどちらか、または両方にＡＤＨＤがあるのを発見することが、すべての始まりとなる。投薬は積極的な治療を始めるのに最も効率のいい方法だが、夫婦間のＡＤＨＤの場合、そこに態度や行動の変化が伴わなくては治療の効果はあがらない。しかもその変化は自発的なものである必要がある。ＡＤＨＤでない妻がいくらがんばっても、夫に対して、もっときちんとする、もっと注意深く振る舞うといった特定の行動を「とらせる」ことはできないのだ。さらに夫婦の両方がそうした変化を経験しなくてはならない。ＡＤＨＤのある夫だけが変わっても、結婚生活の問題は解決しない。このどちらの認識も、私たちふたりが苦労して学んだものだ。主につらい思いをしたのは夫のほうで、私は彼にいろいろな点を変えさせようと無理強いし続けたのだった。私が強く迫るほど、夫は抵抗し、夫婦関係は悪くなっていった。お心当たりはないだろうか？

私がみなさんに呼びかけたいのは、変化に向けての長い旅に出ましょうということだ。即効薬のようなものがあるなどとは言わない（もしそう言ったところで、あなたは信用なさるだろうか？）。夫と私はどん底の状態から、自分たちでもあきれるくらい幸せになれた。それぞれ個人としてもうまくいっているし、今はおたがいの関係も以前より強まっていると感じる。愛に満ちた状態に戻った今は、二〇年以上前に結婚したあの日よりもさらに安らかな、楽天的な気持ちでいられる。夫のADHDの症状はコントロールできているし、私もそのためにどう努めればいいかをずっとよく把握できるようになった。難しかった時期とはちがい、おたがいの欠点を理解して受け入れ、おたがいの長所を喜び合うこともできる。崖っぷちから自分たちを引き戻すことができたという誇らしさが、おたがいの気持ちを尊重し支え合うことにつながっているのだ。もう大変だった以前のような状態に戻ることはないだろうし、新しい関係とすばらしい未来をつくりあげられた。

あなたにも同じことができる。今の不幸な状態を乗り越えて、夢に見ていたよりもさらにいい現実をつくりだすことができるのだ。

（2）ADHDを持った親から生まれた子どもは、およそ半分がADHDを持つようになる。一九九五年のビーダーマンらによる調査では、ADHDの診断を受けたおとながADHDの子どもを持つ確率は五七パーセントだが、二〇〇三年のミンドらによる調査では少し低く、四三パーセントとなった。こうした研究の詳細やADHDの遺伝率、また併存する疾患の遺伝率についてはつぎを参照のこと。ADHD in Adults:What the Science Says by Russell A. Barkley, Kevin R. Murphy, and Mariellen Fischer, The Guilford Press, 2008, pp. 384-393.

ＡＤＨＤとその診断

「私はＡＤＤを持った人たちが自ら問題を克服する例をほんとうにたくさん見てきたので、それが決して不可能なことではないと信じています。ＡＤＤのある人もみんな、生まれついての自分の傾向と付き合いながら、喜ばしく豊かな生活を送れるのです……それはあなたの頭と心のなかで始まる。必要なのは知識、そして希望です」

——エドワード・ハロウェル博士

ＡＤＨＤには両極端な見方が二つある。一方は、人生を台なしにしかねない恐ろしい「障害」だという見方。もう一方は、ＡＤＨＤは誤解を受けることの多い「この世界における在り方」で、適切に治療すればある種の才能にもなりうるという見方だ。どちらの場合も、裏づけとなっているのは同じ調査結果である。ただ、ＡＤＨＤについての考え方と治療法に対する異なるアプローチを表しているにすぎない。

ＡＤＨＤを「呪い」として見るグループは、統計の数字に注目する——歴史的に見て、ＡＤＨＤのある人たちは、ＡＤＨＤでない人たちよりも生活機能（たとえば勤め口を確保する、幸せな結婚生活を続ける、刑務所に入らずにいる）の多くが低くなる。これはＡＤＨＤが治療の必要な機能不全または病気だという「証拠」であって、身体の病気や疾患に治療が必要なのとほとんど変わらない、ということだ。

ＡＤＨＤを「才能」と見るグループは、その症状の陰に隠れてしまってはいても、ＡＤＨＤの人たちには実はすばらしい特性がたくさんあるのだと考える。このグループは、人間のインスピレーションと、周囲の環境を変えようとする意志の力を信じている。ＡＤＨＤの症状に対応するうちに身についてしまった習慣を変え、この世界でうまくやっていけるようにするには、大変な努力が必要なこともわかっている。変化は希望とインスピレーションから生まれるのだ、と彼らは言う。

私自身の家族であるＡＤＨＤの子どもやおとなと付き合い、さらにＡＤＨＤと闘っている夫婦たちにアドバイスをして何年かたったとき、私はそれまでの姿勢をあらため、前向きなアプローチをとることにした。ＡＤＨＤのある夫婦にかかってくる大きなストレスを現実的にとらえるのは、ＡＤＨＤに対処するうえでとても大事なことだ。と同時に、楽天的にかまえることも絶対に欠かせない。私の娘は、今この本を書いている時点では、可愛くて頭の切れるクリエイティブな一九歳の女性になっている。それでもＡＤＨＤの症状が引き起こす問題をいろいろ抱えてはいた。しかし何年か前の夏に、娘が同じ年ごろの子にこう言っているのを聞いた。「ＡＤＨＤがなかったらよかったとは思わないな。だって、ＡＤＨＤはあたしがあたしでいられる理由だもの——クリエイティブで、人とはちがう発想をして、世界を新しい見方で見られるんだから」。彼女はすべての人間がユニークであること、自分の特殊性の多くが良くも悪くもＡＤＨＤの「在り方」に由来することがわかっていたのだ。

ＡＤＨＤの症状の困った側面は、ＡＤＨＤのきわめてポジティブな側面とは裏表の関係にあり、そのバランスをとるのは、ＡＤＨＤではない人たちが自分自身のバランスをとろうとするのとほぼ変わらない。たとえば、私はADHDはなくても、私なりに弱い部分があり、それを自分で意識しながら毎日の生活のなかで克服しようと努めている。そのバランスをとるための薬は必要ないが、何年かうつの薬を服用していたことはあり（この薬を処方されたことで、私の見通しは大幅に改善した）、その経験から向精神性の薬が持つ利点と限界により大きな関心を持つようになった。私の娘は、ADHDの薬を少量ずつ服用することで、どこでちょうどバランスがとれるかを把握できている。彼女にも私と同じく、積極的に生かし続けるべき強みと、受け入れなくてはいけない弱みがある。けれども父親と、母親である私がもし、うちの子には恐ろしい障害があるというように扱っていたとしたら、彼女は自分自身についてまったくちがった評価を持ちながら成熟し、その努力から得られる結果も今とは異なっていたにちがいない。

ADHDって何？

厳密にいうADHDとは、ADHD評価の訓練を積んだ医療専門家が特定の検査と病歴の調査を通じて特定できる一連の症状のことだ。この疾患の遺伝性が強いこと、そして最新のMRIによる研究結果から、ADHDには脳に生物学的基盤があると考えられる。脳機能の専門家ジョン・レイティ博士によれば、ADHDは脳の報酬系（欲求が満たされると主にドーパミンが放出されて快感が生じるところ）の調節不全の結果であるという。要するに、ADHDのある人の脳は、ADHDのない人の脳のように、脳の注意を司る部位へドーパミンなどの化学物質をうまく移動させることができないのだ。このちがいがADHD関連の症状を生み出す。家庭や職場、学校などでの社会的圧力は、患者自身のADHDへの受けとめ方を悪化させ、さらに不安やうつといった不調を生み出すこともある。

ＡＤＨＤを診断するには、患者を一連の基準と比較すること、詳細な病歴をとることなどがあるが、脳波検査（ＱＥＥＧ）やＳＰＥＣＴスキャン（断層画像法のひとつ）を行うこともまれにある。この二つは診断には必ずしも必要でないし、推奨されてすらいないが、ごく限られた状況の下では役立つこともある。患者病歴は診断にはつねに必要で、一部の症状が共通する他の症候群からＡＤＨＤを区別するために必須のものだ。訓練を積んだ専門家だけが、たとえば双極性障害（躁うつ病）とＡＤＨＤの区別をつけたり、学習障害、不安、うつ、反抗挑戦性障害（ＯＤＤ）といった並存する疾患を見分けられる。

ラッセル・バークリー、ケビン・マーフィー、マリエレン・フィッシャーの各博士は、ＡＤＨＤの診断に当たり、現在の子ども中心の基準をおとな基準へ適切に移し変える方法を研究している（３）。博士たちの結論によると、おとなのＡＤＨＤの「注意欠陥」の側面を九五パーセント以上の正確さで診断できる四つの基準がある。それはつぎのとおりだ。

- 細かなことにじっくり注意を向けられない
- 計画的に作業をするのが難しい
- 作業に必要なものをなくす
- 気を散らされやすい

この四つの症状のうち、ＡＤＨＤの診断に最も重要なのは散漫性、つまり慢性的に気が散るということだ。

（３）ADHD in Adults:What the Science Says by Russell A. Barkley, Kevin R. Murphy, and Mariellen Fischer, The Guilford Press, 2008, pp. 113-116.

ＡＤＨＤの「多動性」の側面については、おとなの患者なら、つぎの四つの基準で九〇パーセントまで正確に診断できるという。

- 落ち着かなく感じる
- 暇なとき静かにしているのが難しい
- しゃべりすぎる
- 順番を待つのが難しい

ハロウェル博士はバークリーらの用いたパネル調査のデータと診断マニュアルをさらに拡張し、自らの臨床研究にもとづいて、より幅広い症状の全体像を描いた。博士が注目するのは以下の点だ。

- 達成感がない、不安定だという感覚（実際にどれだけのことを達成しているかにかかわらず）
- 頭を整理するのが難しい
- いつもぐずぐず引き延ばしたり、なかなか取りかかれない
- たくさんの計画が同時進行し、なかなかやり通せない
- 気が散りやすい
- 退屈に耐えられない
- 短気で、欲求不満に
- 言葉の面でも行動の面でも、衝動的。お金に関してそうであることが多い

・気分にむらがある
・身体的にも、精神的にも落ち着きがない
・常習的な行為にふける傾向がある
・つねに強い刺激を求める、一匹狼の傾向がある
・自己認識が正確でない（4）

あなたの結婚生活に問題があるとしたら、その多くがこうしたADHDの症状に直接関わっている可能性は高い。ただしプラスの面から見れば、ADHDのある人たちはクリエイティブで、独創的にものを考えられる人たちでもある。鷹揚で温かく、おおらかな人も多い。そもそもの最初に、そうしたADHDのポジティブな特性に引かれたせいで、あなたはADHDのパートナーと恋に落ちたのではないだろうか。

報酬欠乏症候群としてのADHD

ADHDと脳研究の第一人者ジョン・レイティ博士によれば、ADHDは報酬欠乏症候群の一種だと考えられる。脳の注意を司る部位に報酬を伝えるには、快楽をもたらす神経伝達物質（とくに重要なのはドーパミンだが、セロトニンやエンドルフィンも含まれる）がなくてはならない。こうした報酬を伝える化学物質が足り

（4）ADHDに関する有益な概要と診断については、ハロウェル博士のウェブサイト（www.drhallowell.com）で、「ADD／ADHD」の項目から見ることができる。このサイトには診断マニュアルの情報のほか、評価を求めるかどうかを決めるのに役立つ言明を広く集めた、博士自身によるリストも載っている。

ないために、ＡＤＨＤのある人たちは、長い期間のあとでやっと報われる仕事（たとえば、いい就職口を得るために大学の勉強をがんばる）をやり通すのが苦手なのだ。ドーパミンの欠乏という点を考えると、ＡＤＨＤのある一部の人たちが薬物依存になったりスリルを求める行動をとったりすることが説明できるかもしれない。いずれにしても、こうした神経伝達物質が十分なレベルに達していなければ、ＡＤＨＤのある人の注意は一貫せず、うまく調節されなくなる。

こうした知見から、なぜＡＤＨＤの治療にリタリン、デキセドリン、サイラートといったドーパミン作用性の薬剤が使用されるかが説明できる。これらの薬は、シナプス前ドーパミン受容体を刺激すると同時に、シナプスからドーパミンを除去する物質を阻害する働きを持つ。抗うつ薬のウェルブトリンもやはり脳のドーパミン値を上昇させるため、ＡＤＨＤの治療に用いられる（５）。

以上の事実は、あなたやあなたのパートナーにとってどんな意味を持つだろうか？　それはつまり、ＡＤＨＤはたしかに、現実にあるということだ。あなたに現れる症状とは、ＡＤＨＤの脳が特定の化学物質をつくり出し、そして調節するというプロセスの結果である。よりなじみのある化学物質のエストロゲンやプロゲステロンが、どの程度まで女性の体や態度、精神に影響を及ぼすかを考えれば、化学物質が大きな差異をもたらすこと――そして化学物質を調節することも大きな意味を持つことに同意してもらえるのではないだろうか。

ＡＤＨＤに化学物質の不均衡が関係しているのなら、ＡＤＨＤのあるおとなは必ず薬を飲むべきなのでしょうか、とよくたずねられる。薬を飲むかどうかは個人の選択の問題だし、他にもＡＤＨＤの治療法はあるのだが、それには粘り強くやることが必要になる場合が多い。でもその粘り強さは、未治療のＡＤＨＤを抱える人たちが苦手とするものだ。ＡＤＨＤの薬剤を試しに摂取してみて、治療計画の一環として効果があるかどうかを見ることが、望ましいやり方ではないだろうか。こうした薬の多くは長年にわたって利用されてきたし、その副作用についてもよく知られている。しかも、興奮薬のカテゴリーに入るこうした薬は、作用する時間がとても短いため、一度試してみて嫌になったとしても、ほんの数時間もたてば外に排出される（アレルギー反応や心臓への悪影響といった例外もないではないが、どちらもごくまれなケースだ）。試験的な投薬によって適正量を割り出すことで、エドワード・ハロウェル博士のクリニックに通院する患者たちの七〇パーセント以上が、薬は効果的だし悪い副作用もない、と報告している。またハロウェル博士の指摘によると、ＡＤＨＤは治療しないことで逆に副作用があるという――たとえば、低い自己評価や慢性的な仕事のトラブルに加え、結婚生活のトラブルも多くなる。投薬を行うかどうかの詳細な議論や、他に可能な治療法のあらましについては、ハロウェルとレイティの共著 Delivered from Distraction を参考にするといいだろう。

もちろん投薬は、あなたの病歴をよく知っている医師の指示と観察のもとで行う必要がある。ＡＤＨＤのための薬剤と、あなたがすでに摂取している薬剤とがどんな相互作用を起こすか、またあなたに心臓の問題があるかどうかといった点は、必ずよく話し合うこと。

ＡＤＨＤの人たちに並存する疾患

ラッセル・バークリー博士らの結論によると、ＡＤＨＤのある成人の八〇パーセント以上が、他にひとつ以

（5）Ratey, John J., A User's Guide to the Brain:Perception, Attention, and the Four Theaters of the Brain, Vintage Books, 2002, pp. 127-128.

上の疾患を持っているという。さらに五〇パーセント以上が他に二つ以上、三分の一以上が他に三つ以上の疾患を持っている(6)(ただしこの数字は、ＡＤＨＤと診断された子どもには当てはまらない。年をとるにつれてこうした障害が出てくる人たちもいるからだ。また、他にも多くの調査研究からいろいろな結果が出てきているので、それぞれの数字には幅があることを心にとどめておいてほしい)。

- 現在うつがある：一六～三一パーセント
- 過去にうつになったことがある：五三パーセント
- 不安感がある：二四～四三パーセント(さまざまな因子次第で数字は変わる)
- 反抗挑戦性障害(ＯＤＤ)がある：二四～三五パーセント
- 行為障害(ＣＤ)がある：一七～二五パーセント(子どものときに多動性の診断を受けている場合、この割合は高くなりやすい)
- 過去にアルコール依存または濫用の経験がある：二一～五三パーセント

こうした統計の数字は、あなたを脅かすために持ち出してきたわけではない。ＡＤＨＤは決して生やさしいものではなく、すぐに注意を向けなくてはいけない、きわめて特殊な取り組みが必要なものだということを示すためである。

ヒント＝いい診断を得るには

・ただ漠然と「どうもあなたはＡＤＨＤみたいだから、薬を試してみたらどう？」などと言うのではなくて、時間をかけて可能性のある障害すべてにちゃんと診断を下してもらうのがベスト。
・たとえ夫や妻にＡＤＨＤの症状が見られると思っても、あなたには正確な「診断」を下す資格はない。訓練を積んでいない目に「ＡＤＨＤのように見えた」としても、それは別の何かかもしれない。あるいはＡＤＨＤが、やはり何か対処の必要のある別の問題と並存しているのかもしれない。ＡＤＨＤのあるおとなの八〇パーセントには、さらに別の精神医学上の問題が伴っていることをときどき思い出してほしい。
・並存する障害を、すべて必ず治療すること。そのためには複数の薬剤のほか、不安やうつの治療も必要になるだろう。ＡＤＨＤがあるというとき、ただＡＤＨＤだけを、あるいは並存する別の障害だけを治療するのでは、全体をまとめて治療するよりはるかに効果は薄いだろう。たとえばＡＤＨＤは、おとなのうつや不安をもたらす要因となることが多い。その一方で、うつはＡＤＨＤの治療の妨げとなりやすい。朝起きてベッドから起き出すこともできないようでは、ＡＤＨＤへの取り組みに必要となる行動上の変化を起こせる見込みはないからだ。
・ＡＤＨＤの性質によって、治療は医師の監督に従いながら試験的に進めていくことになる。ある種の薬剤やその投薬量では効かないからといって、あきらめてはいけない。他のタイプの薬や投薬量を試しながら、症状が最も緩和され、同時に大きな副作用がないというバランスを見つけることが重要だ。

（6）ＯＤＤ、ＣＤ、うつ、不安感など、ＡＤＨＤに伴う精神医学上の問題についてのくわしいあらましは、つぎの本を参照のこと。ADHD in Adults:What the Science Says by Russell A. Barkley, Kevin R. Murphy, and Mariellen Fischer, The Guilford Press, 2008, pp. 205-244. The specific numbers quoted in my text come from pages 205-206, 223, 241.

・あなたたち夫婦がどんな問題に直面しているか、その全体像を描くように努めよう。ADHDのことをよく知れば、ADHD特有の行動をつきとめるのに役立つだろうが、もしうつと診断された場合は、うつについてよく知ることも役に立つかもしれない。

あなたに今ADHDがあるとしたら、かりに子どものころにそう診断されていなかったとしても、以前からADHDを持っていたにちがいない。子ども時代のADHDを示す典型的な指標は、たとえば学校の先生からの「能力を発揮できていません」、いつもそわそわしている、忘れっぽい、といった評価だ。とくに高校や大学では、学業面で苦労する。そして友達からは「ぼんやり屋」とレッテルを張られる。そうしたなかには、子どものころに苦しんだだけですむ人たちもいる。だがおとなになり、やるべきことを山ほど抱えこむようになってから、破綻を来たしてしまう人も多い。そうなるのはたいてい、本人に子どもが生まれてからだ。子どもを育てるには、あらゆる物事をまとめていくスキルがたっぷり求められるが、そうした技術はADHDの長所のなかには入っていない。

非ADHDのパートナーに現れる症状

治療の必要な症状が現れるのは、ADHDを持った本人だけとは限らない。ADHDのあるパートナーと暮らすときには、その夫婦が適切な対処法を持っていないと、ADHDでない相手のほうが大変なストレスにさらされることが多い。失望や恐れが高じてうつや不安に襲われたり、ADHDでないせいで身体的な症状が現れることもある。そうした場合はADHDでない夫や妻も医師の治療を受け、規則的な運動、十分な睡眠、十分な栄養、投薬といった手段を通じて、よりよいストレス管理を心がけなくてはいけない。自分が健康でいるためには、ＡＤＨＤのパートナーの状態に注ぐのに劣らないだけの注意を自分自身にも注ぐ必要がある。

自分らしい在り方か、「あなたは私とちがう！」か

ＡＤＨＤは、「障害」という名前がついてはいても、必ずしも障害ではないということを覚えておいてほしい。この世界での在り方を規定するさまざまな特性や傾向の集まりとして考えればいいのだ。ＡＤＨＤと関連づけられるネガティブな特性が日常生活に支障を来たすようになって初めて、ＡＤＨＤには治療が必要になる。だが逆にいうと、きちんとした治療を受けさえすれば、以前はその症状に振り回されていた人でもＡＤＨＤをコントロールできるようになり、ＡＤＨＤ自体がもう一度、この世界でのひとつの在り方にすぎなくなる可能性は高い。

夫婦ふたりがＡＤＨＤについてどのように考えるかは、きわめて重要なことだ。「障害」を持っているというふうに考えると、それが「悪い」病気で、いつまでも治らないもののように感じられる。そうではなく、ＡＤＨＤはポジティブにもなればネガティブにもなる一連の特性であって、適切な方法でうまく管理できるものだととらえれば、今よりずっと楽観的になれるし、努力や我慢もしやすくなる。

夫婦のＡＤＨＤでない側が陥りがちなわなは、自分は「正常」で、ＡＤＨＤを持った相手のほうが「正常でない」と感じてしまうことだ。ＡＤＨＤであるパートナーよりも、ＡＤＨＤでない自分のやり方のほうが「まっとう」だというこの優越感は、ふだんは口には出されなくても、たくさんの夫婦関係を壊してしまう。つぎの婚約中の女性の言葉を考えてみよう。

私の婚約者は最近になって、自分のADHDのことを話題にし始めました。自分に問題があるというのはさぞつらいものでしょう。私はそんな彼の気持ちを受けとめ、ADHDのことをくわしく調べたあと、専門家の助けを求めれば解決に役立つのじゃないかと思いながら、彼と何日も話し合いました。この何カ月かはつらい時期だったし、とくに結婚する直前はひどいものでした！

私は夫がまともではないことを知っていますが、彼にはそのことを知らせたくありません。おたがいにそうとわかってはいても、彼には自分はまともな人間だと感じてほしいんです。私が彼のことをまともな人だと思っていると、彼にそう感じさせるのがいちばんいいのでしょう。たとえ彼がADHDの治療を受けることになっても、私は彼を支えるつもりでいます。

この女性の考え方は、最悪の事態を招き寄せる見本のようなものだが、実際に悲しいほど多く見られる。あなたのことを「まともでない」と考えている相手と結婚することを想像してほしい。なのにその相手は、自分があなたに対して感じよく親切にしさえすれば、そのことをあなたに気づかれずにすむと思っているのだ。この男性が、何日も自分の「問題」についてふたりで「話し合った」あとで、婚約者の女性の気持ちをまだ知らずにいるなどといったことがあるだろうか？

ADHDを持った人たちは、自分が周囲から「まともでない」と思われていることを嫌というほど意識しているし、その結果生じる自己評価の低さや怒りのせいで、最初から人と関係を結ぶ能力がゆがめられてしまう場合もある。ADHDを持ちながら、仕事で成功しているある女性の言葉を取り上げてみよう。

これを読んでいる非ＡＤＤのみなさんへ。ＡＤＤのあるパートナーを愛してくれてありがとう。ＡＤＤでも非ＡＤＤでもいい、理解してくれる夫がほしいと思っている一独身女性からの投稿です。

ソーシャルワークの修士号があっても、薬を飲んで毎週セラピーを受けても、支えてくれる友達がいても、内省的、分析的な頭になって自分の行動や他の人たちへの影響を集中的に考えたとしても――ＡＤＤはやっぱり私を苦しめるのです。

それに何より、自分にＡＤＨＤがあるのをだれかに見せてしまうことが怖くてなりません。自分がその人の前でＡＤＤを完全にコントロールできるかどうか、自信が持てないからです。

またその一方で、ＡＤＨＤのある人には、ＡＤＨＤでない人たちのどうにも不自由そうな生き方がなかなか理解できない。「もう少しリラックスして、物事をあるがままに受けとめられないのかい？」とは、ＡＤＨＤのある夫が私を評する言葉だ。夫は生活の変化に適応するのがとてもうまい。

あなたとあなたのパートナーとは、たしかにふたりのちがった人間だ。でも、そうしたちがいがどのように表現されるかが理解できているだろうか？　ＡＤＨＤのある人間とＡＤＨＤのない人間との、いくつかのちがいを考えてみよう。私の描いた像がもし正確なものだとしたら、そのちがいによってあなたがたふたりの関係が活気づき、またおたがいへの共感が育まれ、現在ある問題を乗り越えていくのにきっと役立ってくれると思う。

ＡＤＨＤのエネルギーとスピード

エドワード・ハロウェル博士は、ＡＤＨＤを抱えて生きるのは、ワイパーのよく利かない自動車に乗って時速一五〇キロで雨のなかを走るようなものだとたとえている。たまには視界が晴れることもあるが、ほとんどのあいだは自分に何が向かってくるかよくわからない——しかもその速さときたら！　さらにハロウェル博士は、二種類のスピードについて語る。ひとつはＡＤＨＤの人間の脳に情報が入ってくるときの、活気や陶酔や興奮にあふれた多様性（レーシングカーの運転を想像するといい）。もうひとつは、すべてを巻き込むそのスピードだ。ＡＤＨＤの脳にはそれを受け入れるときのフィルターがほとんどない。しばしばあらゆるものが同時に、ゴチャゴチャの塊となって飛び込んでくる。そのことは、上下の階層構造を大事にする世界では興味深いジレンマを引き起こすが、しかしある種のチャンスをもたらしもする。

スピードを進んで受け入れるのはＡＤＨＤのひとつの側面で、ＡＤＨＤでない夫や妻の多くが苦労する点でもある。交際している間は魅力的に映るけれど、結婚してからはぎょっとすることが多くなり、ときにはひどく疲れさせられる。私も、夫が初めてのデートで、ポルシェ９１１に乗って現れたときにはとてもワクワクした。雪のなかでポルシェを走らせるのが恐ろしいことも、スキーへいくのにサンルーフから板を突き出させないと積み込めないことも気にならなかった（ブルルル!!）。すてき！　なんてカッコいいの！

ところが結婚したあとは、彼の運転ぶりはネガティブなものになった。私が快適だと感じるには、あまりにスピードが速すぎた。そして彼は取り合わなかったけれど、私は何年ものあいだ、彼の強引な運転のせいで子どもたちが危険な目にあうのではと心配でならなかった。

運転のスピードだけではない。日常生活のスピードも、安定した男女の関係にはそぐわないものだろう。この疲れきった妻の言葉を聞いてほしい。

結婚して一七年になる私の夫は、数年前にＡＤＨＤと診断されたのですが、そのとき「なるほど！」とぴんときたそうです。子どものころから感じていたものの正体がやっとつかめたのだとか。学校では成績が悪くて特別支援学級に入っていたのですが、彼のウィットやユーモアのセンスや元気のよさはいつでも先生たちには受けがよく、なんとか高校まで卒業できました。サッカー奨学生として大学へいったときが、初めての試練でした。自分なりにうまくやっていけるのかどうか？　結果は、二年でやめることになりました。とてもじゃないがむりだと言って。仕方ないですよね。

夫はおとなになってもリスクをとり続け、結婚して三人の子どもをもうけ、自分の会社を順調に経営しています。とても話がうまくて、スピーチをすればそのエネルギーや創造性や熱気……情熱といってもいいでしょうが、聴いている人たちをうならせることもできる。では、何がいけないのでしょう？　何もかもうまくいっていそうなのに？

どうして私は、夫が人生の伴侶ではなく、ただのルームメイトのように感じてしまうのでしょう？　彼はしょっちゅう出張で外に出ていて、それが私たちの結婚生活の基本パターンになっています。彼がいないときは、何もかも順調なのです（実際のところ、私は「グズ」のタイプではありませんし）。子どもたちが小さいころ、私はずっと家にいましたが（基本的に子育てはひとりでやりました）、今は小学校の教師に復職し、フルタイムで働いています。夫が出張に出ていれば、決まった日常が続く。私はそういう毎日が好きなのです。でも彼が帰ってくると、急に大騒ぎになってしまう。まるでつむじ風のよう。私はその変化に慣れるのに苦労し、彼は家にいても上の空で、自分の世界に入り込んでいます……

この女性にとって「快適な」生活とは、いつも予想の範囲内にある日常と、夫と静かに、心を通わせながら過ごす時間なのだ。これには、毎日の日課が決まっているほうが、三人の男の子の世話をするのが楽になるという理由もある。夫のエネルギーレベルは破壊的で異質なものだが、それでも当人の一部なのだ。そうしたエネルギーやユーモア、ウィットのおかげで、彼は過去にきびしい状況を切り抜け、仕事で成功を収めてきた。そして妻が最初のうち（日課どおりにやるほうが自分も子どもたちも暮らしやすいことがわかる以前に）引きつけられていた理由でもあった。この場合、夫と妻のどちらのスタイルもまちがっているわけではない。妻のスタイルは母親として成功するのに役立つし、夫のエネルギーは仕事で成功するのに役立つ。この両者のスタイルがそれぞれの人生の特別な時期に交わったことが、すべての問題を生み出しているのだ。

このふたりがおたがいに譲歩しようとすれば、夫婦関係を改善できる可能性はかなり高くなる。夫がADHDの治療を受けることで、そのエネルギーを保ちながらもより効果的に、妻の日課をあまり混乱させない程度に発揮するということは絶対に可能なのだ。そして毎日の決まったリズムが必要な妻に共感することで、彼女への敬意を示せる。夫のエネルギーがそれほど混乱の元にならなくなれば、妻もあまり恐ろしく感じずにすみ、ときには夫婦のきずなを強めるために、自分の日課を取りやめてつむじ風のような夫のペースに飛び込むだけの余裕を持てるようになるだろう。実際に付き合っていたころはそうするのが好きだったのだから。ふたりとも基本的には同じ人間のままだが、それぞれがたがいに交わることで多様性や共感、敬意、支え合いが生まれ、両方の人生が活気づけられるだろう。

衝動性コントロール

ADHDとともに生きるのは、ブレーキの利きにくいレーシングカーの脳を持っているのにいくぶん似ている。大きな問題は衝動のコントロールだ。ADHDの人たちは頭がとても速く回るが、必要なときになかなか止まれないことが多い。ADHDのあるあなたのパートナーが、自分の好きなことをやっている最中に（たとえばテレビを見るとか、コンピュータをいじっているとき）それを止めるのがひどく難しいということにお気づきではないだろうか。あるいは何かのアイデアや考えを、よく考えずに口走るといったことに。

私のADHDのある夫は、チョコレートを一キロも買いこんでくるのに、頼んだリストにあるものは半分も買っていなかったり、電気代を払うのに必要だとわかっている一〇〇ドルを贈り物に使ったりする。どうして？ と問いただしても、ただ「わからない」と言うばかり。これがADHDの特性である一時の衝動性の正確な説明だ。でも今は、もうよくおわかりだろう。ADHDの治療を受けていない人は、ブレーキがあまり利かないということだ。

ADHDのない人には、この衝動性コントロールの欠如がなかなか理解できない。ADHDのない人は、おとななら自分自身や他の人のためになるよう衝動を抑える方法を学んでいるだろうと予想するが、自分のパートナーはそうではないという事実にくり返し直面することになる。ADHDのあるパートナーは、相手を傷つける言葉を口走ったり、家計を破綻させたり、気まぐれに浮気をしたり、運転中にいきなり怒り出したりする。未治療のADHDの脳は歯止めが利きにくいためだ。非ADHDの妻や夫はそのせいで感情を傷つけられるし、ADHDのあるパートナーのほうも痛みを感じることが多い。

だが、傷つけるつもりはなかったというだけでは、話はすまない。多額の借金をこしらえたり、「正直すぎる」ために相手を傷つけたり、浮気をしたりすれば、夫婦関係は崩壊しかねない。ADHDのパートナーが持つ衝動性は、楽天的な個性の一部というだけでなく、治療の必要な症状だと考えることが大事なのだ。

今か、今でないか

こんなジョークがある。ADHDの人間には二つの時間帯しかない。「今」か「今でない」かだ！　ADHDを持った人は、とにかく現在のことに頭が集中する。一〇分前に起こっていたことは頭にないし、また一〇分先に起こるはずのことも考えていない。

この「現在がすべて」という特徴は、結婚生活のなかでもいろいろな形で現れてくる。たとえば、あなたのADHDのある妻は、ずっと以前に話したことをなかなか覚えていられない。将来のためにお金を蓄えるのがいいことだとわかってはいても、たった今お金を使うほうがずっと魅力的に思えると、その目標に集中し続けるのが難しくなってしまうのだ。あなたは何度同じ話をくり返すのかという気分になる……そして実際そのとおりなのだ、なにしろこの前、同じ話をしたときは「今でない」のだから。あるいは、ADHDを持った人たちは短期記憶が弱く、そのために以前話したことをよく覚えていられないという説もある。だとすれば、何か物理的な記憶法――たとえばリストをつくったりメモをとったりするといったことが、必要なときに以前の会話を「今」へ引き戻すのに役立つかもしれない。

「今か、今でないか」をイメージするには、「タイムトンネル視野」を想像してみてもいい。これはADHDのある人物が時間とどのように関わり合うかを表現したものだ。

私はよく、こういったたとえを使う。ペーパータオルをくるくる筒状に巻いたものをのぞいたとき、その向こうを時間が右から左に流れていくとしよう。私が時間軸に沿って進むにつれ、小さな窓のなかをいろいろな考えや景色が右から左へと通り過ぎていくが、そのほとんどは忘れ去られる。窓のなかに映るものに従って動けば、ある程度はうまくいく。見逃したものは、永遠に失われたままだ。窓の右側にある時間を見たり考えたりはできない。そのためにこれからの計画を立てるのも難しくなる（たとえば、週末の計画を立てるのに苦労しているうちに、いつのまにか目の前に週末が来てしまい、なんの計画も立っていないということになる）。

「今か、今でないか」（あるいは「タイムトンネル視野」でも、お好きなように）という特徴を意識することは、あなたにとって有利に働くかもしれない。たとえば、ADHDのある人が退屈な作業に集中し続けるのが難しいことはもうわかっている。これは散漫性や報酬欠乏症候群に関係するものだが、「今か、今でないか」の心理に注目することで解決策が見つかるのではないか。忘れてしまった仕事を適切なときに思い出すための――それも悪感情にまみれていない、効率的な仕組みをつくりだせれば、うまくいく可能性はぐっと高まる。「悪感情にまみれていない」とわざわざ言ったのは、ADHDのある人を身構えさせないようにすることが大事だからだ。「効率的」とは、その当人にとってうまく働くという意味である。アラームをセットしたり、ランチボックスにお昼に電話してと書いたメモを入れておいたりするのは、感情にまみれていない、効率的な方法といえるだろう。口やかましくがみがみ言うのでは、決してうまくいかない。

計画を立てる

すべてがそうというわけではないが、ＡＤＨＤのある人たちは、前もって計画を立てるのが苦手なことが多い。計画を立てるとは、たくさんある選択肢を整理して効果的な戦略へと落とし込み、さまざまなシナリオを想定して何が起こるかを予想するということだ。ＡＤＨＤの脳に見られる実行機能のちがいは、こうした一般的なスキルにはしばしば適さない。だが、天性のプランナーでないことには、よい側面もある。ＡＤＨＤのある人間は、流れに乗っていくのがうまく、当意即妙に物事を運べるのだ。

ＡＤＨＤのある人が計画上手なパートナーにひかれるのは、珍しいことではない。恋人として付き合い始めたころは、どちらか一方の計画を立てる能力のおかげで話が具体的に進み、もう一方のおおらかさのおかげでのびのびと元気よく過ごせたりする。どちらにもプラスになり、関係もうまくいく。けれども子どもができると、ＡＤＨＤのパートナーの無計画さが悪い方向に出るようになる。子どもの世話をするにはよほど家庭を秩序づけなくてはいけないし、そのためにはふたりが協力し合わないと毎日が手に負えないものになってしまいかねないからだ。

ＡＤＨＤを持った人が、より効率的に計画を立てられるようになる対処法はたしかにある。だが、そのためにはかなりの努力と、リストや図表、会話といった秩序づけのツールが必要だということを、夫婦のどちらもが意識しなくてはならない。ただふたりともおとなだからといって、うまく計画を立てられると思い込んではいけない。

時間に対する感覚のちがい

ＡＤＨＤのある人とない人の生活スタイルの大きなちがいのひとつは、時間の感じ方に関係したものだ。これはひとつや二つの症状どころではすまない。ＡＤＨＤのある人がよく時間に遅れるのは有名な話だが、それは彼らがよく時間の感覚を失い、ひとつの仕事を終えるまでにどのくらい時間がかかるかをまともに判断できなくなるからだ。

私がよく知るＡＤＨＤの人たちは、時間との関わり方が私とはちがう。私は過去の経験を生かして、何かやり慣れたことをやるのにどのくらいかかるかをかなり正確に予測できる。ＡＤＨＤの人たちはしばしばそれができない。彼らの時間との関係はとても流動的だ。まるでジェットコースターのように、速くなったり遅くなったりする。

散漫性は時間の流れをゆがめることがある。私の娘は好奇心のおもむくまま、今やっていることとはまた別のことに夢中になってしまいがちだ（たとえば宿題のための調べものをしていて、興味をひかれたことに必要以上の時間をかける）。そうした興味深いテーマはひとつのこともあれば、一三あることもある。それで面白い事柄をたくさん学べはするのだが、結果的に締め切りを過ぎてしまう。何にどのくらい興味をひかれるかが前もってわかるわけではないので、どれだけ時間がかかるかは本人にも予想がつかない。そこから彼女は、自分自身が軌道から外れないように小さな目標をいくつも立てること、非ＡＤＨＤの子たちが必要とするよりたくさんの時間を見ておくようにすることを学んだ。

私の夫はまたちがうタイプだ。「時間のオプティミスト」とでも呼べるだろうか。いろいろなことをぱっぱっとやれる点ではほぼ一貫しているのだが、時間の感覚をなくしてしまうために、いつも自分で思うほど早くはやれない。また、同じような計画を立てるときに、過去の経験を生かすこともできない。でも、私にはそれができる。ということで、二〇年間夫のために待ち続けたあと、彼が見積もった時間を三〇パーセント長く見るようにしたら、時間のことでもめることは少なくなった。

時間に対して流動的な見方をとるのは悪いことだろうか？　そんなことはまったくない――絶対に、何がなんでも時間どおりにやらなくてはいけないという場合でないかぎりは！　ここで重要なのは、いままでとはちがった形で時間と関わり合うということ、そしておたがいのちがいを尊重することだ。どのくらいのペースでやるかといった点も含め、ふたりともが快適に感じられるようなやり方を見つけることが大事になる。

情報の受け取り方

私が脳についてとくにすごいと感じるのは、自分では何も意識しなくても、脳が勝手に情報を整理するということだ。ふつうならそんなことはあまりだれも気にしないだろうが、私の場合、自分の脳とＡＤＨＤのある家族の脳の働き方を比べて、そのちがいを考え始めてから、そうした脳の特徴を意識するようになった。

私が情報を「受け取る」と、脳はその情報を、ごく明確な階層構造のなかへ送りこむ。そのおかげで、たとえば公園に座って本を読んでいるとき、すぐ近くで犬が猫を追いかけていようと、子どもが自転車に乗っていようと、鳥がさえずっていようと、野球の試合が行われていようと、読書に集中することができる。脳があらゆる音や気の散るものをフィルターにかけ、意味をなさないようにしてしまうのだ（たとえば、バスケットのボールがこちらへ飛んでくるのが目の隅に入っても、章の終わりまで読むことができる）。同じことが思考にも当てはまる。関連のある思考の連なりが聞こえたり読めたりしたら、私の脳はすぐにそれを「フィルター」

にかけて階層構造に並べかえる。

そして最も驚くのは、私自身はそんなことが起きているのに気づきもしないということだ！　ただ、他のものより集中すべき何かがあることを「理解」するだけなのだ。

しかしＡＤＨＤの脳の場合、情報の受け取り方がちがってくる。いわば階層構造ではなく、「平坦《フラット》」なのだ。重要かどうかとは関わりなく、最初はあらゆるものにほぼ同じだけの注意が注がれる。ＡＤＨＤの脳内では、あらゆる音、思考、動き、ときには自分自身の体の一部でさえが、こっちに注意を向けてくれといって争っているのだ。私はよく、ＡＤＨＤを持った人たちが自分の脳のことを「うるさい」と表現するのを聞いたことがある（この人たちは治療で薬剤を試した結果、脳はいつも「うるさい」わけではないことを知った）。私の娘に言わせれば、これは脳が「なんでも受け入れられる」状態らしい。とてもポジティブな考え方で、すばらしいと思う。

実際、どちらのタイプが良いというわけではない。私の脳のタイプは、秩序づけが必要な状況――つまりこういった本を書いたり、子どもたちのいる家庭を秩序づけたりするために選んだ環境――ではとても役に立つ。ＡＤＨＤの脳は、創造的な活動やブレインストーミング、どれも等しく重要な情報が同時にたくさん飛び込んでくる刺激の強い仕事――たとえば病院の救急室での勤務や、警官など――に向いている。

恋人として付き合い始めた時期には、ＡＤＨＤのあるパートナーのエネルギッシュかつフラットで、あまり秩序だっていない脳がぴったりくる。あなたのパートナーもしょっちゅう、おそろしくばかばかしい、それでいてすばらしく愉快なことを思いついて、ふたりいっしょに楽しんだのじゃないだろうか？　何もかも放り出し、おたがいのことだけ考えて長い長い時間を（ときにはお金も）費やしたはずだ。けれども結婚してしまうと、とくに子どもができてからは、親の責任は格段に増える。非ＡＤＨＤのパートナーはこの移行を難なくやり遂げるが、ＡＤＨＤのあるパートナーはうまくいかないことが多い。そして非ＡＤＨＤのパートナーは、そうした移行はおとなならだれでもできると思い込んでいるので、夫や妻が適応できないことを苛立たしく感じてしまう。

「フラットな」情報処理は、その人が見聞きするものや、何を記憶し何を記憶しないか、またその人がどこまで効率的に秩序づけをできるかに影響を及ぼす。脳が自動的に情報を階層構造に整理してしまう人は、それができない脳を持った人よりも秩序づけが容易にできるだろう。それとは逆に、脳があらゆるものをほぼ同じレベルで取り込む人は、階層構造から自由でいられるために、独創的なものの考え方をしやすくなるかもしれない。

しかし階層構造がないことをプラスと感じる人はいても、マイナスだと感じる人のほうがずっと多い。私の知っているある若い男性は、ＡＤＨＤを「頭のなかにカード式索引のない図書館が入っているようなもの」だとたとえた。この男性は、独創的な思考を発揮するよりも、むしろ自分には情報を正確に処理する能力がないのではないかと考える。周囲の人たちが常識だと考えている事柄でも、自分が完全にまちがえてしまいかねないとわかっているため、口を開くことを警戒してしまうのだ。だから彼のことをよく知らない人たちからは、内気な人だと思われている。そして自分のまとまりのない頭では追いつけない、あるいはよく知らない話題のときは、後ろに引いたり皮肉やユーモアにまぎらせたりして、関わりを避けようとしている。

極度の恥の意識

とても残念なことだが、ＡＤＨＤのある人たちが何度もくり返し経験することがある。個人的な批判や、なんてばかなまねをしたんだといった言葉を浴びせられるのだ。しかもそうしたコメントをする人たちは、親や先生、上司、そして夫や妻といった、当人にとって重要な存在であることが多い。

計画したことを最後までやり通せない（散漫性）、意思決定が苦手（衝動性、情報が多すぎて処理しきれない）、記憶に問題があるといった理由で、ＡＤＨＤのある人たちは非ＡＤＨＤの人たちと同じように物事をこなせなかったり、時間がかかったりしてしまいがちだ。たとえそのための解決策を見つけられたとしても、やはり非ＡＤＨＤの基準からすると「落第」ということになってしまう。そうした好例が多くの学校で見られる。頭はよくてもエネルギッシュすぎる子どもたちが、じっと座っていられないというだけの理由で「落第」させられかねないのだ。

男女を問わずＡＤＨＤのある人たちは、おまえは半人前だと何年も何年も言われ続けたために、恥の意識を抱えている。それが決定的な要因となって、結婚生活が破綻し始めたり、パートナーがよかれと思ってＡＤＨＤかどうかの評価を受けさせようと迫ってきたりする。恥の意識はしばしば怒りや防御性の引き金となり、ちゃんとした会話をしなくてはならないときに、取りつく島もなくしてしまいかねない。そんなふうに怒ったり話をはぐらかしたり壁をつくったりするのは、この種のバッシングをくり返し浴びるといった経験のない非ＡＤＨＤのパートナーには不合理に思えるだろうし、実際に理解したり正しく解釈するのも難しいだろう。

世界と折り合う

昨今の世界は、情報を取り入れ、選り分け、優先順位をつけることがとても高く評価される世界だ。おおむねそこまできっちりしたやり方をしないＡＤＨＤの人たちは、非効率的だと見られることが多い。これは結婚という枠のなかでも当てはまり、とくにふたりに大きな時間の制約があったり、たくさんの責務、たとえば子どもの世話といったものを負っている場合は問題になってくる。何かの用事をしている最中に、頭に浮かんできたいろいろな考えを追いかけるのは面白いだろうが、それは効率の点では望ましくない。ガソリンを入れる、服をクリーニングに出す、牛乳を買ってくるといった用事に二時間もかかっていたら、非ＡＤＨＤのパートナーはうんざりする。日が暮れるまでにやるべきことはまだまだたくさんあるのに。

ＡＤＨＤのある人たちがうまくやるためのカギは、自分にとっての「適正な生活」を見つけることだ。これはつまり、非直線的な思考や、緊急時の迅速な対応といった特異な才能が高く評価される仕事。また夫婦間での仕事の配分が均等でなくても、それを認めるか、少なくとも我慢して受け入れてくれるようなパートナーだ。こうしたものがないとＡＤＨＤの人たちの多くは、自分はどうにも世界と折り合えない、自分が世界に向けている顔はニセモノだと感じてしまう。

ＡＤＨＤのある夫婦関係がうまくいくためのもうひとつの大事なファクターは、夫と妻がともに相手とのちがいに敬意を払い、その敬意にもとづいて行動することだ。「ちがうこと」に敬意を払うことを認めない人たちのなかで生きるのがどういうものか、ＡＤＨＤを持ったある女性がこう語っている。

私の夫はときどき私のＡＤＤを口実にして、上から目線のえらぶった態度をとっているように思えます。でも、自分の障害や学習障害がそんなふうに利用されるのは、私にはとても自尊心を傷つけられる、つらいことなのです。

私たち夫婦はたしかに、ものの見方がひどくちがっています。でも現実こそ、ものの見方そのものでしょう。私のものの見方が他のだれかとちがっているからといって、どちらかが正しいわけでも、まちがっているわけでもない……私の経験した人生は私の知覚の影響を受けている、ただそれだけです。他の人たちが私とはちがっているからといって、私の考えや感じ方、知覚をおとしめられたくはありません。みんな、君とは感じ方がちがうんだと言いさえすれば、私が魔法みたいにぱっと変わるとでも思っているのでしょうか！　そんなふうにはいきません。私がADDのせいで何かが「正しくない」と感じたり、そう思い当たったとしても、それが私にとっての現実なのです。よく映画のなかの主人公に、なんだかおかしなことがいっぱい起こって、ほかのみんなとはちがった現実を経験するというのがありますが、それと似たようなものです。

自分たちのちがいを理解し、歩み寄れる場所を見つけるための戦略をつくりだすにはどうすればいいか。そのためには夫婦それぞれがまず、自分たちのものの見方は当人の経験にもとづいた正当なものだという基本前提に立つ必要がある。そうしたものの見方そのものが、敬意をもって扱われるべきなのだ。たとえあなたとパートナーにとっての現実が大きくちがっていることを理解するのは難しくても、それさえできれば、自分たちのあつれきをうまく解決できる方策が見つかりやすくなる。だからこそ交渉ごとの専門家たちは、「相手の立場になって経験する」べきだと口をそろえるのだ。

ＡＤＨＤの症状は結婚にどんな影響を及ぼすか

「楽な道だとは、だれも言わなかった
これほど険しいとも、だれも言わなかった
どうかぼくをスタートまで連れ戻してくれ……」
――「ザ・サイエンティスト」コールドプレイ

ＡＤＨＤのある結婚生活が苦闘続きになる場合には、驚くほど一貫したパターンがある。このパターンはまず、ＡＤＨＤの一般的な症状が引き金となって、夫婦どちらにもきわめて予想のつきやすい一連の反応が引き起こされ、負のスパイラルに陥っていくのだ。だがもし、その引き金となるものの正体を知ることで、それを取り除いたり、ちがった反応を示せるようになればどうだろう？　夫婦げんかを始めるのではなく、「ああ、またＡＤＨＤのあれね」の一言でさっと片づけられたとしたら？　そのときにはそうしたパターンの多くを認識したうえで、ＡＤＨＤを考慮に入れた方法を活用すれば、あなたたち夫婦の関係から取り除けるようになるのではないだろうか。

ここでひとつ、あらかじめ注意を。この章を読むうちに、あなたは自分たち夫婦のことを見ているように感じて、複雑な気分になるかもしれない。あるいは、あなたが私たちのブログ（www.adhdmarriage.com）に登場するたくさんの人たちに似ていたとしたら、自分のこれまでの経験をやっと他のだれかが言葉に表してくれた、自分はひとりじゃないんだと知ってほっとし、うれしく感じるかもしれない。それとも「なんてムダなことを！」「まったく望みなしじゃないか！」と思うだろうか。

それでもこの悲しみは、あえて経験したほうがいい。自分がこれまでの結婚生活で得られずにいたものを知って嘆き悲しむことが、パートナーとともに新たな生活を築いていくための第一歩となるからだ。だが、希望が持てる理由もたくさんあることを知っておいてほしい。ＡＤＨＤのからんだ夫婦関係のさまざまなパターンを知るにつけ、それにどう対処すればいいかもわかってくるだろう。

パターン1＝ＡＤＨＤの症状と動機にまつわる悲しい誤解

いいコミュニケーションとは、正しい言葉を発するとか、おたがいに同じ場所から考え始めるというだけの話ではない。適切な解釈というものがとくに大切になる。そしてこの部分で、ＡＤＨＤに取り組んでいる夫婦はひどい失敗をしがちだ。それには二つの基本的な理由がある。

- ふたりがまだ気づかないＡＤＨＤの症状が潜んでいて、夫婦のやりとり（また、あとでそのやりとりをどう解釈するか）に影響を及ぼしている。
- ふたりがあまりにちがった「世界に住んでいる」ため、苛立たしい相手の行動の陰にどんな動機があるかということを誤解してしまう。

そうした誤解のなかでとくに多いのは、たとえばこんな思い込みだ――ADHDのある夫が（または妻が）私に注意を向けようとしないのは、もう私を愛していないからにちがいない。

マリアという女性の例を考えてみよう。結婚してから五年後に、彼女はこう思った。「どうして結婚なんかしてしまったのかしら。あの人は私がここにいることさえ気づいていないのに！」。結婚前に付き合っていたころは、夫のダンは彼女に夢中だった。けれども今、マリアは見捨てられたように感じ、もう私は魅力がなくなってしまったのだろうかと悩んでいた。そして夫の気をひこうとどんどん躍起になり始めた。セクシーなランジェリーや新しい服を身に着けたりしても、効き目があったのはしばらくの間だけ。デートの計画を立てたり、カードを送ったりもしてみたが、やはりダンはあまり反応を示さない。マリアは欲求不満のあまり、夫にどなったりがみがみ言ったりして、注意を向けさせようとした。だが、このけんか腰の働きかけでも、ダンの注意は長続きせず、時間とともにかえって彼を遠ざける結果になった。ダンは帰宅するなりコンピュータの前に引っ込んでしまい、ふたりの距離は増すばかりだった。いくらマリアが声を張り上げても、夫が応えようとしないために、彼女の苛立ちは次第に怒りとなって燃え上がっていった。

これは実際には、どういうことなのだろう？　マリアは最初のうち、ダンの行動はADHDのもたらす結果だと誤解していた。ADHDのいちばんの特徴である症状は散漫性だ。結婚前に付き合っていたころは、脳のなかに放出される化学物質の働きも手伝い、ダンはマリアに文字どおり夢中で、他には目もくれなかった。けれどもいったんことが落ち着くと、一転してADHDのより典型的な症状を示すようになった。ダンの散漫性はおそらく、彼が妻に対するのと同じくらいの関心を、飼い犬やコンピュータにも、あるいは自動車やコンピュータやサッカーの試合にも抱くようになるということなのだ。こうした単なる散漫性の現れにすぎない行動を、彼女が「嫌い」というネガティブな感情のせいにしてしまったことで、事態がこじれてしまった。「彼はもう私を愛していないんだわ」という不安を抱いたとき、あらゆる散漫性の現れとしての行動が、彼女の頭のなかではそのメッセージを強める方向に働いたのだ。

もしもそんなとき、あなたがダンに、まだマリアのことを愛しているかとたずねれば、彼は心底戸惑ったようにあなたを見つめ、「もちろんだよ！」と答えるだろう。妻が自分の夫からの扱いに絶望してのたうちまわっているというのに、当の夫は妻との関係は良好だと思っている。これはダンの頭が鈍いからではない。ただこれまでずっと、いろいろな人たちから怒られたり失望されたりしてきたために、そうした怒りや批判をおおむね無視することでなんとか乗り越えてきたのだ。それから、ＡＤＨＤのある人は、階層構造的に情報を受け取ったり処理したりはしないため、マリアの嘆きが彼の意識に入ってくるときは、彼が近くする他のすべてのもの――ラジオクロックの光や犬の吠え声、コンピュータ、仕事で抱えているやっかいなプロジェクトなど――とほぼ同じレベルで受けとめられる。「でも、ちょっと待って！」とあなたは言うだろう。「何も変わらないじゃないの。マリアはやっぱりひとりぼっちよ！」。たしかにそのとおりだ。ダンがわざと妻を無視していたのだとしても、ただ注意散漫なだけだとしても、言葉より大事なのは行動である。マリアはたしかに孤独で不幸になってしまっているし、彼女の問題には今後取り組んでいかなくてはならない。それでも、根底にある問題をつきとめ、正しく認識することは、適切な解決策を見つけるうえで不可欠だ。結婚生活でも、中学校の数学と同じで、解くべき問題を最初からまちがえていたら、満足のいく結果は得られない。そのうえにまた、夫はもう私を愛していないという誤った解釈に伴う痛みからは、さまざまな悪い感情や行動が生じ、問題をさらに複雑にしてしまう。これこそが「症状―反応―反応」のダイナミクスなのだ。

●ヒント＝ADHDの症状と誘因についての誤解を避けるには

・あなたのパートナーにほんとうはどんな動機があるのか、実はまだわかっていないと考えるようにしよう。もし何か嫌な気分になることがあったら、その根底にある動機を理解できるように、相手にいろいろと質問しよう。たくさんすぎるくらいの質問をすれば、何かしらわかることがあるはずだ。「どうしてあのとき犬を散歩に連れていったの？」「犬にお願いされたの？」といった聞き方のほうが、「私の頼んだ用事をすませるより、犬を連れ出すほうが大事なの？」「私の頼みごとを無視して犬と遊ぶなんて、信じられない！」などよりも望ましい。また、そのときの声音や口調も大変大事だ。

・言葉と行動とはちがうことを確認するために、それを客観的に計れるような基準を導入しよう。たとえば、「私は無視されている」と感じているとしたら、ふたりで協力して、自分たちの問題をちがった角度から明らかにできるようなプランを立てることだ——たとえば、あなたたちが一週間にどれだけの時間をいっしょに過ごしているかを記録するのもいいかもしれない。

・なかなか解消されない問題に取り組むために、週ごとに「学びの会話」（ステップ4でくわしく説明する）を行うことを考えよう。おたがいに共通の基盤を見つけるうえでじゃまになる動機や姿勢のちがいを話し合うようにしよう。

・コミュニケーションがうまくいかないのを、どうしようもないという徴候として見るのではなく、努めて笑い飛ばすようにしよう。笑いは緊張をほぐし、あなたたちふたりが前向きな姿勢をとるのに役立つ。

パターン2＝「症状―反応―反応」の悪循環

ダンとマリアの話には、ＡＤＨＤのある結婚のもうひとつの大きなテーマが現れている。夫婦は自分たちの問題すべてをＡＤＨＤのせいにしようとしがちだけれど、それは現実とは食いちがっているということだ。ＡＤＨＤの症状は結婚生活に予想外の、しばしば有害なストレスを及ぼし、さらに多くの誤解ももたらす。破綻はあらゆるパターンで訪れてくるが、そのうちのひとつが、「ＡＤＨＤのさまざまな症状、その症状に対する反応、そしてその反応に対する反応」というパターンだ。

ダンの散漫性は、それ自体が有害な特性というわけではない。けれどもダンの症状と、マリアがその症状をどう解釈するかが組み合わさることで問題が大きくなり、「症状―反応―反応」の悪循環をもたらす。散漫性がプラス要因になるような状況も考えられる――たとえば、散漫性が創造性のベースになっていたり、人間の個性の興味深い一面として受け入れられたりする（独創的な科学者を考えてみるといい）場合だ。ＡＤＨＤの症状が「型破り」だと好意的に解釈されたり、基本的には愛すべき個性的な人物の「困りものだけれど、受け入れられる」側面ととらえられることもある。

私は決して、非ＡＤＨＤのパートナーが、「彼女がぼくを無視しているのは、彼女が型破りだから（あるいはＡＤＨＤを持っているから）さ、しかたないよ！」と頭を切り替えるべきだなどと言っているわけではない。ＡＤＨＤのパートナーに自覚を持ってもらい、システマティックな治療の方針を考え出すようにさせることは、結婚生活を改善するうえでもとくに大事なファクターなのだ。なにしろ「症状」は「症状―反応―反応」のパターンのきっかけになるし、その症状がコントロールされないかぎり状況はほとんど変わらない。それができるのはＡＤＨＤを持ったパートナーだけだ。でも夫婦関係におけるＡＤＨＤは、いわばダンスのようなものである。どちらか一方がリードをとってステップを始めるとしても、両方がそれぞれの役割を理解しなければ、うまくフロアを回ることはできない。ＡＤＨＤのある夫婦関係では、ＡＤＨＤのパートナーが自分の症状に取り組むことができたとしても、非ＡＤＨＤのパートナーの反応が変わらないかぎり、夫婦関係はうまくいかないだろう。その逆ももちろん当てはまる。

●ヒント＝「症状―反応―反応」のパターンを避けるには

・つねに症状と反応のことを考えるようにしよう。何か問題に直面したときには、ＡＤＨＤのことだけに頭が向きがちだが、その症状と反応をともに考えることで、より現実に即した全体像が見えてくるし、ＡＤＨＤを持ったパートナーが「自分は責められている」と感じずにすむようになる。

・相手のネガティブな反応を、ＡＤＨＤの症状を管理せずにおく口実にしてはいけない。たとえばＡＤＨＤを持った夫のほうが、自分たち夫婦のほんとうの問題は妻が怒ることにあると思い込むのが、そうした典型例だ。たしかに怒りというのは、取り組まなくてはならないファクターだが、ＡＤＨＤの特定の症状に対する反応でもあるのだ。

・どういった反応がポジティブな結果を生むのかを学ぼう。怒ったりがみがみ言ったり、引きこもったりといった反応は、前向きな結果にはならない。自分の考えを理解させるための方法を探そう。反応はとても重要なものだ。非ＡＤＨＤのパートナーにとっては、自分の思いを建設的な形でどのように伝えるかが、「症状―反応―反応」の行き詰まった状態を打ち破るうえで、最も効率的な方策となる。

パターン3＝「過集中」の交際期間

ＡＤＨＤのある夫婦関係でとくに驚かされるのは、交際期間から結婚にいたるときの変化だ。ＡＤＨＤを持った人が、恋愛の過程で熱に浮かされたようにのめり込み、パートナーに「過集中」するというのはじつによくある話だ。ひたすらこちらに注意を注ぎ、何かふたりでやれるすばらしくすてきなことをいろいろ思いつき、まるで世界の中心にいるように感じさせてくれる……いや、実際にそうなのだ。ふたりとも冷静さを失い、とにかく「これこそ本物の恋だ（わ）！」としか感じられない。ところがその「過集中」の時期が終わると、どちらにとってもその関係は大きく変化する。

私の見るところ、この現象の説明のなかで最もすぐれているのは、ジョナサン・スコット・ハーヴァースタットがADD&Romance: Finding Fulfillment in Love, Sex, and Relationshipsという著書に書いている内容だ。本人の許可を得て、一部を引用しよう。

　ＡＤＤを持った人たちは、恋愛関係のもたらす刺激にとことんのめり込む。ＡＤＤの相手と出会わなければ、真の恋愛やロマンスは経験できないと言っていいかもしれない――それほど相手はあなたとの恋愛に夢中になる。ハリウッド映画の題材になりそうな恋だ。花束から電話攻勢、浜辺でのピクニックや詩、掲示板に書いた「愛してる」の文字、はては飛行機で空に描かれたプロポーズの言葉まで。ＡＤＤの相手が交際の過程であなたに求愛するとき、鳥たちは楽しげなメロディをさえずり、天使の歌声が響き、空気は甘い香りを放つ。毎日が特別な日だ。あなたたちはそこまで徹底的に恋に落ちている。ロマンスに夢中になっているＡＤＤの男女は、これ以上はないほどすばらしく甘い、愛をいっそう育む行動をとる――そうすることが刺激的であるあいだは。

そう、理由は、自分にとって刺激的だからだ。あなたに楽しんでほしいと思ってやっている部分もあるが、決してそれだけではない。彼らがとてつもない愛情表現によってあなたの心を浮き立たせるのは、自分のためにやっている部分のほうが大きい。つまりエンドルフィンを出すことで、自分の脳を治療しているのだ。とはいえ、利己的、自己中心的な行為というのでもない。ただ、そうした交際や恋愛にどっぷり浸るのは、ロマンスがもたらす興奮から刺激を受けることが心地よいからだ。ただし、この「心地よいから」というのは、よく一般に言われる「好きな人に何かすてきなことをしてあげるのは気持ちがいい」というだけの意味ではない。そこには、「自分の体が快く感じる」という意味も含まれている――大多数の人たちとはちがって、ADDのある人は、こうした広い意味での快感を日常的に得られてはいないのかもしれないのだ。

この愛情表現を受け取る側のあなたは、こういった楽しみの大半が、実はそれほどあなた自身とは関係がないということに気づかない。むしろ、私が特別だからそうしてくれると思うのがふつうだ。どうしてそう思わないわけがあるだろう?

でもADDのある側には、それが自分を癒す行為でもあることをあなたに伝えることはできない。なぜ新しい恋にここまで夢中になるのか、本人も知りようがないからだ。彼らにわかるのは、今の感じている快感が恐ろしく強烈ですばらしいことと、この人はきっと自分のソウルメイトなのだという感覚だけ……自分の行為に自己治療的な側面があることには気づかない……

そして不幸なことに、ADDを持ったパートナーはそうした恐ろしく刺激的な恋愛をどんどん続け、やがてそれが当たり前の経験になる。そして目新しさがなくなると――つまり、もう刺激的でなくなると

――ぱったり止む。ときには驚くほど唐突に。前の日には愛に満ちあふれ、鳥や天使の歌声が響いていたのに、つぎの日にはそれがなくなる。一切。何もかも。ゼロになる。

スリルがなくなれば、快感は消える。ADDのパートナーはもう詩を書いたり歌を歌ったり、ロマンティックな電話をよこしたりしない。そんな衝動が湧き出してこないからだ。そして自分にとっての刺激がなくなると、彼らはあっさりそうした行動を止め、他のことに関心を移していく。たとえあなたを心から愛していたとしても、刺激はもう消えてしまっている。ふたたび気持ちよくなる――自分の体が求めるままに――ためには、他に刺激的なものを見つけなくてはならない。

そして当然、かつて注意と愛情を一身に浴びていたあなたは、この時点でたいてい呆然とする。それまでは夢にも思わなかったほどのすばらしい伴侶だった。なのに突然、目の前からいなくなってしまうのだ。非ADDのパートナーは幻の残骸のなかに取り残され、何がまちがっていたのだろうと自分にたずねる。混乱する。傷つく。困惑する。腹を立てる。

そして意外なことに、ADDのパートナーのほうも、この時点で混乱を感じている。夢に見た伴侶を見つけたと思っていた。これまでなかったほどの最高に刺激的な関係だと。なのに突然、その感覚が消えてしまった。そしてこの激しい恋愛の段階でもし結婚までいっていたとしたら――実際よくあるケースだ――どちらもこの時点でパニックに陥るかもしれない(7)。

私もこの「過集中」の時期について言えることがある。この「ノーマルな」生活への移行は、ひどい混乱と

(7) Halverstadt, Jonathan Scott, ADD&Romance: Finding Fulfillment in Love, Sex, &Relationships, Taylor Publishing (now transferred to Rowman&Littlefield), 1998, pp. 51-53.

痛みをもたらす。過集中のスイッチが切れるときは、恐ろしくドラマティックだ。非ADHDのパートナーはどうしてもそれを個人的な意味に受けとめてしまう。たとえば私の場合、夫は新婚旅行から帰ってきたその日、私に夢中になるのをやめた。ただ突然、いってしまった――仕事に戻り、「ふだんどおりの」生活に戻ったのだ。私はぽつんと取り残された。結婚してから六カ月後には、まちがった相手と結婚してしまったのだろうかと真剣に悩むようになっていた。

夫が別人になったわけではない――相変わらずやさしくて、考え深く（でも私のことを考える時間は多くなくなった）、聡明だった……ただ、もう注意を向けてくれなくなった。私は、何かまずいことをしたのだと、もしくは、私が正式に「彼のものになった」今、もう彼にとっては魅力のない存在に変わってしまったのだと思い込んだ。振り返ってみると、そうした私の心細さは、現実とはかけ離れたものだった。夫は私を深く愛していた。ただ、他のいろいろなことに気をとられ、私に注意を向けていないことに気づかずにいたのだ。

過集中という問題の解決策は、その部分にある。もしあなたが、ADHDのある相手と恋に落ち、熱烈に愛されているなら、その関係はいずれ終わる――それもおそらくパタッと――と思っておくべきだ。ただしそうなっても、あなた自身がその変化の原因だと考えてはいけない。それはADHDの症状の結果にすぎない。そのことさえわかっていれば、他にあなたたちふたりでいっしょにできること、毎日を刺激的に過ごせるようなことを考え出せるだろう。ADHDがひとつの要因であることを受け入れ、それを意識して冷静に頭から締め出すことで、ロマンスを最優先にできる余地が生まれる。

もしあなたがすでに、こうした過集中の時期が終わったときの混乱や痛みを経験しているのなら、今でもおそらく怒りや憤り、不安を抱えているのではないか。だとしたら、疑わしきは罰せずの方針で臨むべきだろう。私といっしょにいるのは正しい相手なのだ、私をひきつけたあの人はまだちゃんとそこにいるのだと思うようにしよう。ただふたりとも、驚きのあまりショックが抜けず、どう対応すればいいのかよくわからずにいるだけなのだと。そんなふうに考えることで、痛みや怒りを乗り越え、おたがいの感じていることをもっとよく理解できるようになれる。

私と夫の場合は、ADHDや過集中のことなど聞いたことがなかったので、おたがいの痛みはかなり長いあいだ続いた。私にとっては、無視されることがひどく応え、そのことへの憤りがつのっていった。この憤りは、ADHDのからんだ夫婦関係によく見られる「症状―反応―反応」症候群の好例だ。私の夫の「散漫性」の症状が私に作用し、寂しさと憤りという反応を引き起こした。そして私の不機嫌さが、今度は怒りという反応を引き起こした(夫が憤り、そして私から遠ざかった)。でもその陰にはずっと、ADHDのひとつの症状――散漫性――が潜んでいた。根本的なことを言うなら、夫は自分のADHDを治療する必要があり、私はその努力を後押しする必要があったのだ。

●ヒント＝過集中が終わったときのショックに対処するには

- あなた個人の問題ではないことを忘れないようにしよう。過集中の時期のあとに突然終わりがくることが、ADHDのからんだ夫婦関係にはつきものだという証拠はいくらでもある。非ADHDのパートナーは、たとえ自分のせいのように感じられても、これは私自身の問題ではないと自らを納得させ、そしてADHDのパートナーを許すことで、とくに大きな進展が得られる。
- おたがいのつながりを改善しよう。無視されていると感じるのはやはりつらいものだ。そのことを正面から相手に伝えるために、コミュニケーションや親密さを増すための方法を考え出そう。

・ADHDによる過集中が途切れたショックで、ふたりとも痛みを感じていることを認め、いっしょに悲しむようにしよう。どちらも悲しみを乗り越えやすくなるだろう。

パターン4＝「親―子」のダイナミクス

これから説明するのはきわめてよくある、そしてきわめて有害なパターンのひとつ、「親―子」のダイナミクスだ。夫婦のどちらか一方だけがほとんどいつも責任を負い、もう一方はめったに負わないというパターンである。始まりはほぼこんな具合だ。ADHDの治療を受けていない夫が、その症状のために、自分が分担した仕事をやり通せない。やろうとする気はあるし、口でもそういうのだけれど、他のことに気をとられるか、あるいは忘れてしまう。初めのうちは妻がその穴を埋めて、夫の分担のほとんどをこなしているが、じきに私がどうしてこんなに負担を強いられるのと腹を立て始める。妻が雑用をぜんぶ片づけているそばで、夫は「のんきに」、ただ「好きなこと」をやっているのだから。

夫はそうした落ち度を指摘されると、これからは手伝うよと言うけれど、めったに長続きしない。また指摘され、またちゃんとやると言う。そしてまた忘れる。決してわざとではない。注意散漫のせいで集中できないだけだ。そして時間とともに、妻の目には「一貫して当てにならない」と映るようになり、夫に「やるべきことに注意を向け、サボらない」ようにさせようとして、がみがみ言ったり食ってかかったりし始める。夫はその剣幕から遠ざかろうとし、妻はその態度を見てさらに激しく食ってかかる。まもなくふたりは、こうしたやりとりが苦痛以外の何物でもないことに気づき始める。妻が夫に注意を向けさせるには、とにかく文句を言うしかないらしい。絶望感や欲求不満、そして怒りが忍び寄ってくる。

夫もときどきはちゃんとやる。でも妻のほうは、夫の振る舞いがあまりに一貫しないのでだんだん警戒するようになる。そして記憶に残るのは、夫がちゃんとやったことではなく、やらなかったことばかりになり、それに見合った態度をとり始める。夫は自分がちゃんとやってもあまり信用を得られないことをさとり、やる気を失ってしまう。

この負のスパイラルをさらに複雑にする要因は、外部の人間の目からはADHDを持ったパートナーが「とても楽しい人」「すてきな人」に見えるのに、非ADHDのパートナーは気難しい、「すてきな夫」を評価しようとしない、理不尽な人というように見られることだ。いつも楽しまず、怒りんぼに見えるため、次第に親族も含めた周囲の人たちから、夫婦の不仲の原因にされるようになる。そしてみんな、「彼女はどうしてしまったんだ?」「あんな奥さんなのに、どうして彼は離婚しないのかしら」と思い始める。こうした風当たりがさらに妻の憤りを強める。夫は責任から逃れているのに、妻は夫の尻ぬぐいを引き受けていることをだれからも褒められない。一方で夫は、周囲の人たちの声に耳を貸して、その意見に同調し始める――うちの妻は理不尽なのだと。そして自分のADHDの責任をとることや、雑用を少しでもこなすために必要な努力をすることを拒むようになる。

「親―子」プラスほんとうの子ども

小さな子どもの世話はとても時間がかかるものだし、いつも順序立ててきちんと「仕事をこなす」ことがとくに重要になってくるため、「親―子」のパターンの問題をいっそう悪化させる恐れがある。しかも非ADHDの妻は、うちの夫は当てにならないと思い込むと、ひとりでうまく子どもの世話ができるのだろうかと疑い始める。そして「車にあの子たちを乗せているときに、彼がスピードを出しすぎたらどうしよう?」「子どもたちの習い事が終わったとき、ほんとうに迎えにいってくれるのかしら? あの子たちが道端でぽつんと待たされているうちに、知らない人にひどい目にあわされるんじゃ?」「彼がおチビちゃんたちのお昼ごはんをちゃんと出してくれなかったら?」などと考えてしまう。こうした不安は彼女が何より気にかけている部分に直接働きかける。そして子どもたちを自分のほうに引き寄せ(夫から遠ざけて)、離そうとしなくなる。夫のADHDの症状にじゃまされたりがっかりさせられたりするのを防ごうとするためだ。そして家族があきらかに「私たちvsあの人」に二分されるような場合も出てくる。

「親」の言葉による虐待

いよいよ怒りや憤りに駆られ、もう失うものはないという気分になった非ADHDのパートナーは、家のなかで夫や妻を見下し、往々にして公然とののしったりもし始める。「なぜちゃんとできない?」「ほんとに役立たずね」は「親—子」の関係ではよく使われる常套句だ。ADHDを持ったパートナーは反撃したとしても、こうした言葉による虐待には大いに苦しむことになる。それまでの人生で、他の「権威を持った」人物、たとえば親や親族、教師、コーチなどからさんざん聞かされてきた言葉とほとんど同じものだからだ。彼が防御的になるのは当然だが、しかしそれは妻の怒りをかきたてる結果にしかならない。

これから紹介するのは、私たちのブログに寄せられた、言葉による虐待の極端な一例だ。このADHDの男性の書いた文章には、ADHDを持った人たちがこうした負のサイクルの被害にあってマヒしたようになる様子がとてもよく描かれている。極端なケースではあっても、決して例外的なものではないのだ。

今では私が何かＡＤＨＤと関係のある行動をするたびに、バカにされたり鼻で笑われたりします。「あなたってほんとうにバカね」とか「何ひとつちゃんとできないの、だらしない！」とか。彼女が不満なのはわかります。でも、君がつらいのはわかるよと言うと、「私の気持ちがどうしてわかるの？　あなたみたいに情けない人に一六年も付き合わされてきたのに」と返されてしまう。今は薄い氷の上を歩いている気分です。何か口にすると、それが口論のタネになってしまうのが恐ろしくて。かといって何も言わないと、やっぱりまずいことになるし……。これまでの結婚生活を振り返っても、最近始まったことではないと思います。ほとんど最初から、私のＡＤＨＤが何かしら影響していたにちがいない。私が何を言っても、こっちの考えやアイデアははねつけられてしまう。私が家のことをやっても、「どうしてそんなやり方をしたの？」「ぜんぜんおかしいじゃない、どうしちゃったのよ！」という反応ばかり。それで自分の殻に引きこもってしまうんです。家ではオープンにしていられません。黙って、無表情でいます。子どもたちと接する機会も減りました。あの子たちに何を言って、どうすればいいのかがわからない。言うなれば、船に乗り遅れてしまったんです。娘たちがトランペットを始めたときも付き合わなかった。徒競走の練習をするのも手伝わなかった。数日後に提出しなきゃならない自由研究も手伝ってやらなかった。それからは、「ほんとに役立たずね、あなたがいないほうがずっとうまくいくわ」などと言われどおしです。

この男性は、妻からの軽蔑と暴言を浴びて引きこもり、たえず自信喪失に陥っている。子どもたちからも遠ざけられ、寂しさと無力感にさいなまれている。怒った妻の目から見ると、私がそんなふうに振る舞うのもあの人の自業自得だし、引きこもっているあの人を引っぱり出すにはきつく当たるしかないじゃないの、ということになる。怒りに目がくらんで、自分がどれだけの害をもたらしているかも気にならないのだろう。だが、その結果、ふたりともマヒしたようになり、夫は深い傷を負っている。

あなた自身の関係にも、こうした言葉による虐待の徴候は見られないだろうか。これを抑え込むための第一歩は、暴言は怒りのはけ口にはならないとわきまえることだ。パートナー相手に恨みを晴らすのは気分がいいかもしれないが、結果的にどちらも深く傷つくことは避けられない。さっきの例で、妻のほうが夫をさらに無力にさせたがっているとは考えにくいが、しかし虐待から生まれる結果はまさにそれなのだ。しかも虐待（および夫の反応）は、彼女が怒りを処理するための役にも立たない。妻はみじめなままだし、夫のほうも同じだ。彼女がすぐに虐待を止めるのでないなら、このふたりには専門家によるカウンセリングが、なるべく早く必要になる。私自身、まさにこの段階にいたことがあり、慢性的な怒りをどう処理するかについては話せることがたくさんあるだろう。

「親―子」のダイナミクスは、非ADHDのパートナーにも絶望感を生み出す

「親―子」のパターンが非ADHDのパートナーにもたらす苦しみは、表現の仕方こそちがっても、同じようにたしかなものだ。二つの典型例をあげてみよう。

子どもができるまでは、なんとかやれそうでした。自分の仕事や夫のスケジュール、買い物や請求書の支払いなど、ぜんぶ我慢してこなしていました。夫が私に無関心だったり、私より友達を優先させたり、約束を破ったりしたせいで、けんかになったことは何度もあります。でもそれがADHDのせいだとは思

わなかったんです。自分の要求が大きすぎるんだ、もしかしたら欲が深すぎるのかも、と思ってました。夫から一度、初めてのデートのときに君は思ったほど自立してないね、と言われたことがあります。自立するとは、夫がやりかけたことを最後までちゃんとやってくれる、夫から敬意や配慮を示してもらえるというような期待をしすぎないことだとでも言いたいのでしょうか。どっちにしても、最近は口げんかになることがどんどん多くなっています。

うちには小さな子どもがふたりいるので、決して離婚をしたいわけではありません。彼のことは愛してますけど、今正直な気持ちを言うと、彼への不満が、もう何年分もたまりにたまっています。びっくりするほど気が利かなくて、こっちから頼まないと何も手伝ってくれない……人のことを思いやるというのがどういうことか、よくわかっていないんです。正直なところ、子どもをふたりじゃなくて、三人抱えた母親みたいに感じることもよくあります。自分や子どもたちだけでなく、夫のスケジュールまで管理しなくちゃいけないし、買い物も家計も、片づけも整理もぜんぶ私の仕事。彼に何かやってほしいときは何度もくどくど言うしかなくて、そしたら高校生みたいにふてくされた態度をとったりする。思いきり不満をぶつけることはできません——それはむりです。そのあとで、ひどいことをしてしまったと後悔してしまう。でも、もしまた約束を破ったりしてがっかりさせられたら、きっと感情的になって、口げんかを始めてしまうかも。今はひどく追いつめられた気分です。

また別の女性はこう書いている。

私は夫の無責任のせいで、これまでに二度も信用をなくす目にあいました。家の買い物の代金や、家賃の彼の支払い分まで出すはめになるのはしょっちゅうです（彼の仕事がうまくいかなくて入金が滞ったり、口座の残高がなくなったりして）。いつも必ず何かしら持ち上がって、いろんな言い訳を聞かされるのにもうあきあきしました。だいたいほんとうかどうかもわからないし、あれほどたびたび泣き言を聞かされれば、何も感じなくなってしまいます。私たちの夫婦関係でいちばん問題なのはコミュニケーションでしょう。夫は人の言うことをちゃんと聞こうとしなくて、いろいろ大事なこと、とくに経済がらみのことに無頓着なので、イライラさせられます。ふたりで話をしていても、ちゃんと聞いてるかと思うと上の空になったり……

とにかく忘れっぽくて、まるで子ども相手みたいに、大切なことをちゃんとやるようたえず言い聞かせなくちゃなりません。彼への敬意ももう尽きかけています。まるで子どもが三人いる（ふたりではなく）みたい。おかげで私がどれだけ苦労しているか……ずっとストレスがかかりどおしで、今はひどい不安発作と、高血圧にも悩まされています。

このように非ADHDの妻が、夫の治療されていないADHDの症状に接したときに感じる怒りや不安は、夫婦の生活のあらゆる面に影を落とす。この本を書いているあいだに、ふたり目の女性は実際にストレスのせいで医療休暇をとることになった。妻たちは夫がやらない仕事——請求書の支払い、雑用、食事の準備、家の掃除、整理——をよけいに背負い込まざるをえず、そのために生じるストレスは大変なものだ。そして自分に問いかけ始める。私ってそんなに欲ばりな要求が多いの？　どうしてこんなに無力感があるの？　どうしてこの不満をやり過ごせないの？　彼のことを信用できるの？　そして最悪の場合、絶望感に蝕まれていく。さっきあげたふたりの女性は現在、離婚を考えているとのことだ。

ときには「親―子」のダイナミクスのネガティブな側面が強まると、非ADHDの女性は、パートナーがやりかけたことを最後までやらないことに過剰な反応を示すようになる。これは妻の腹立ちと、夫にどうすればちゃんとやれるか（ちゃんとしていられるか）を教えなくてはという感情がつのっていくことから生じる現象だ。たとえば、夕食のあとでキッチンカウンターが汚れたままになっていると、これもうちの夫の至らなさを示す証拠だということになる――明日の朝、朝食を出すときにさっと拭くだけですむことだとはあまり考えない。そして夫の至らなさをアピールし、適切な行動を教え込むために、カウンターはすぐにきれいにするべきだということを示さなくてはいけないと感じる。それであと回しにせず、自分もひどく疲れているのに、その仕事をやる。そして引きこもりがちの夫にちゃんとメッセージが伝わるように、あなたは自分の仕事をやり終えていないと言う。でもその念押しは、夫につぎはもっとうまくやろうという気持ちを起こさせず、むしろ意欲をそいでしまう――しかもそれはカウンターの掃除だけではすまない。「どうせぼくが何をやっても彼女は喜ばないだろう」と夫は思い、明日にはもう一度やろうという関心をなくし、それはすべてに及んでいく。

パートナーの「親として振る舞う」ことと、子どもの「親として振る舞う」ことがちがう理由

娘がADHDの診断を受けたときに私が示した反応は、ほとんどの親と変わらなかった。できるかぎり手を尽くして娘を助けようという気持ちになったのだ。ADHDについてあらゆる情報を集め、主治医と話をし、学校にかけあって娘が必要な支援をすべて受けられるようにした。医師の勧めで、薬を飲むかどうかの決定を

娘自身にまかせた（二年ばかり嫌がっていたが、学校の勉強が大変になると飲むようになった）。娘が宿題をやるあいだはなるべくそばについていて、娘に集中させようと努め、娘がいいほうに進んでいけるよう「手助け」をした。

子どものころにADHDと診断されることには利点がある。たとえば、あなたもお子さんも「進歩している」というように感じられることが多いこと。子どもは成長するにつれて自然と変化し、進歩していく。それで子どもの助けになろうとする親にとっては心強い材料が得られる。「そうね、たしかに苦労はしたけれど、今のあの子を見てちょうだい！」というふうに思える。もうひとつの利点は、子どもは自然と親の言うことを聞くということ（少なくともまだ幼いうちは）。子どもはたいてい、親に可愛がられるのが好きなものである。親としてのあなたの務めは、お子さんのための環境をつくりだすことだ。子どもはだれでも愛に満ちた環境が必要だし、喜んで受け入れようとする。ADHDを持った子どもならなおさらだ。

あなたのお子さんがADHDの症状で苦労しているとき、あなたはわが子に心を添わせようとする。わが子と同じ痛みを感じ、もっと安らかな時間を過ごせるようにと願う。そして何かがうまくいくたびに、大げさに声をあげてともに喜び合おうとする。要するに、子どもの「親として振る舞う」――子どもを公然と守ろうとするのだ。でも親がわが子を支えようとして行う事柄は、夫婦の関係に置き換えると、決していいものとはいえない。夫はふつう、自分が何をするべきか、自分の生活をどう秩序づけるべきかを妻から指図されるのを好まないものだ。

おとなは子どものような、進歩を可能にし、強化できるような成長の勢いを持っていない。おとなの場合、変化はがんばることによって生じるもので、一歳年をとるごとに変わっていくようなことはない。つまりADHDを持ったおとなは、子どもより「行き詰まり」がちで、何度も同じことをくり返す。これは一般に予想されることとは正反対だ。ふつうはおとなのほうがよく進歩でき、子どもは行き詰まるものと思われている。非ＡＤＨＤのパートナーは、おとなが大きな変化を遂げるのがいかに難しいかを考えない傾向がある。同時に子どもの進歩を目の当たりにしているときは、とくにそうだ。

問題なのは進歩の勢いだけではない。子どもの「親として振る舞う」ことは、おとなにとっての務めだ。子どももそれを期待するし、おとなもそう考える。それであなたも子どもも自分の役割に合わせようとする。けれども夫や妻の務めとは、パートナーをロマンティックな意味合いで支えることだ。あなたのパートナーはあなたが自分の親として振る舞うことは期待していないし、実際にそうされたらたぶん腹を立てるだろう。さらに言えば、もしあなたがパートナーの親のように振る舞うと、結婚生活からロマンスの要素が失われる。親のような相手に性的な魅力を感じるのはまず不可能だからだ。

さらに悪いことに、あなたは自分の子どもが何かに失敗するたびに痛みを感じる一方で、ＡＤＨＤのパートナーに進歩が見られないと苛立ち、共感より怒りを覚えることが多い。そうした感じ方の差は、行動やボディランゲージ、声の調子などであきらかに伝えられる。ＡＤＨＤのパートナーはまもなく、あなたがもう自分を愛していないのだと思い始める。非ＡＤＨＤのパートナーにとっては、「まだ学んでいる途中」の子どもより「分別があって当然の」おとながいつまでもＡＤＨＤの症状を示していたら、それを批判せずにいるのはとても難しい。

ＡＤＨＤを持ったパートナーの症状はほぼすべて、非ＡＤＨＤのパートナーの仕事を増やすことに直結する。とくに家事関連の負担は、はなはだしい衝突の原因となる。ＡＤＨＤの夫があれこれの用事を引き受けないなら、妻は自分がやるしかないと思う。夫が請求書の支払いをしないなら、妻が払わなければ、電気が止まってしまう。夫がパーティーにうまく溶け込めなければ、夫婦ふたりとも招かれなくなる。夫が家の前の雪かきをしなければ……これは見ればわかる。でもこういったことは、ADHDの子どもの場合にはあまり当てはまらない。子どもが人付き合いが苦手だったとしても、そのことで思い悩む親はあまりいない。宿題をやらない子どもは心配の種だが、そのつど親が思い出させるよう手助けしていれば、いずれ自分で思い出せるようなやり方を身につけるようになるか、あるいは学校を卒業する年齢になる。また、わが子の〝学び方のちがい〟については、学校を通じて支援プログラムを受けられる場合も多い。支援してくれる人たちも多いだろうし、子どもを助けようとするあなたの努力や、あなたとお子さんがおたがいに果たすべき役割にも、いずれは終わりがくると考えられる。ところが、この章の初めに紹介した例のように、おとな同士が「親—子」のダイナミクスに陥ると、もう助けは得られないし、終わりがくるという見込みもなくなってしまう。

●ヒント＝非ADHDのパートナーが「親—子」のダイナミクスを避けるには

・あなた自身の行動をコントロールし、すぐに言葉による虐待を一切やめること。暴言を発すると相手への敬意が失われたことが伝わり、結婚生活の改善は実質的に不可能になる。あなたの不満のはけ口は別のところに見つけよう。

・がみがみ言わないこと。その瞬間は正しいことだと、パートナーの注意をひきつけるにはがみがみ言ったり親のように振る舞うしかないと感じたとしても、決してやってはいけない！　何かかかわりの方法を探し続けよう。家族会議を活用し、あまり気の散らない状態で問題点を整理したり、議論したりする。結婚問題が専門のセラピストに相談する。話をする期日を決める。自分に注意を向けてと主張するのは悪いことではない。だからパートナーと協力して、がみがみ言わなくても注意をひけるような生産的な方法を見つけよう。

・ADHDを持った子どもをうまく助けることは可能でも、夫や妻の「親として振る舞う」ことは決していい結果をもたらさない。ADHDのパートナーに対して親のような態度をとれば、相手のやる気をそぎ、不満と怒りをかきたてて、必ず夫婦関係にひびが入る。夫婦ふたりでうまく暮らしていく方法を探しながら、つねに自分にこう問いかけよう。「こんなことを言ったりやったりしたら、親のような役割を果たそうとしていることにならないだろうか?」。もしそのとおりだったら、すぐにやめるか修正すること(ただしこれは、あなたがパートナーのADHDに関与できないという意味ではない。どう関与するかについて意識的でなくてはいけないということだ)。

・パートナーに対して親のように振る舞うことは、幸福な結婚に欠かせないロマンスや温かい感情を消し去ってしまう。

・進歩があったときは必ず賞賛の拍手を。研究によると、成功を継続させることが目的である場合、「助け」を申し出るよりも、励ましたり陰で支えたり、成功したことを認めてあげるほうがずっと効果的だということがわかっている。

・「手助け」を申し出ることは、「親─子」のダイナミクスをおとな同士の関係に持ち込もうとしていると誤解されかねない。相手は「あなたには自分ひとりでやれる力がない」と言われているように感じるかもしれない。そうではなく、協力関係を提案するように努めること。つまりあなたも参加して、パートナーが正しくやれていないことを「修正」するのではなく、あなたたちふたりでうまくやれるような解決法を考え出すのだ。

・「言葉によるサイン」を考え出そう。パートナーと相談して、もし「親─子」のダイナミクスが起こったときにそれを指摘し話し合うための手順を決めておけば、いつどんなふうに起こるかがわかるようになる。このダイナミクスの間は、できるだけ頭を中立的に保つこと。目的は「親―子」のダイナミクスを止めて、より効果的、建設的なやりとりに置き換えることにある。

• 夫婦関係を優先順位のトップに置くこと。もしＡＤＨＤの子どもがいても、必ず夫や妻との関係を先に考えるようにする。子どもための時間は今後もあるだろうけれど、夫婦関係を見失ってしまうのは恐ろしくたやすい。

• 専門家の助力を得ることを考えよう。「親―子」のダイナミクスを変えるのはきわめて難しい。ＡＤＨＤ専門のコーチやセラピストは、あなたが「親―子」のダイナミクスをつきとめるのに手を貸し、新たな関係を始めるためのアイデアを示してくれる。必ずＡＤＨＤを実際に扱った経験のある人を選ぶこと！

●ヒント＝ＡＤＨＤのあるパートナーが「親―子」のダイナミクスを避けるには

もしあなた自身がＡＤＨＤを持っていて、夫婦関係に「親―子」のパターンが生じているとしたら、それはあなたが自分のＡＤＨＤを十分に扱いきれていないために、結婚生活での自分の役割を満足に果たせていないということなのだ。この私の指摘をどうお感じになるだろう。そうじゃない、うちの妻はうるさくて要求が多すぎるんだと反論されるだろうか。たしかにそうした一面もあるかもしれないけれど、ＡＤＨＤを持った夫が結婚生活に必要な責任を負っていないとすれば、妻からの視線はきびしくなりがちだ。ＡＤＨＤを持った夫がＡＤＨＤの症状をもっとよく抑えられ、以前より信頼できると感じられるようになれば、妻の視線はやわらかくなる。そして小言もぐっと減るだろう。もう一度言っておこう。あなたのパートナーが親のような態度をとってくるときは、あなたが気づいていようといなかろうと、ADHDの症状が夫婦関係の妨げになっているということなのだ。

「親―子」のダイナミクスから抜け出すためには、以下の方法がある。

• 主治医に相談して治療の改善を図ること。投薬の量や回数を変えたり、定期的にエクササイズをしたり、魚油を摂ったり、脳トレーニングをやる。認知行動療法やADHDコーチングなどを通じて行動パターンに変化をもたらすのもいいだろう。

• 何か象徴的なことを始めよう。あなたの非ADHDのパートナーにとって意味のある計画や仕事を全面的に引き受けるのだ。何をやればいいかはわかっていると決めてかからないように。パートナーに質問をして、ちゃんと答えを聞くこと（ヒント：あなたが何を引き受けるかを夫婦ふたりで話し合うときに、必ずあなたの短所ではなく長所に見合った仕事を選ぶようにしよう。こう言われて、そうか、請求書の支払いをすればいいんだなと勘違いする人のなんと多いことか。あらゆる証拠から、ADHDの人にとって財政面の管理は最大の弱点だということがわかっている）。そのためのあらゆる手段を洗い出そう。いつやるべきかを忘れないように、リマインダーになる仕組みを考え出そう。この象徴的な計画を引き受けて成功させれば、あなたのパートナーの神経も少しなだめられ、さらに進んでいくための第一歩となる。

• あなたの不得手なものは何かを判断し、他の人にやってもらえるような計画を立てること。もうすでに負担がかかりすぎているパートナーには、それをまかせないように。ただし、あなたがすでにそのパートナーから仕事の一部を引き受け、彼女の負担がある程度減っている状態なら、話はまたちがってくる。

• まだやっていないのなら、定期的な運動プログラムを始めること。それによって健康や活力、集中力が改善する。気分もよくなり、その結果パートナーとの関係も改善するだろう（運動が集中力に及ぼす好影響は数時間持続するので、いつやるかを考えれば、効率性を最大限に引き出すことができる)。
・「親―子」のダイナミクスが起こったときに、言葉によるサインで指摘するように取り決めておこう。この「サイン」とは、「そんな言い方をしないでくれないか」といった具体的な言葉だ。これによって、パートナーに会話の方向性を変える必要があることを穏やかに伝えることができる。

パターン5＝雑用戦争

残念なことに、ADHDの治療を受けていないパートナーを持つことは、非ADHDのパートナーが余分な仕事をたくさん背負い込むことにつながる。実際の話、夫婦で家の仕事を分担するという問題をうまく処理できないと、怒りや憤りが積もり積もっていずれ離婚にまで発展しかねない。

家事をやるやらないで離婚するなんてことがあるの⁉ ばかげた話のように聞こえるだろうけれど、非ADHDのパートナーにとって、ADHDのパートナーが家の雑用を引き受けようとしないことは、その夫なり妻なりが結婚生活で「まともに」やらないさまざまな事柄すべての象徴となる。多くの人にとって、自分たちふたりに必要な用事を手伝おうとしないことは、敬意と思いやりの欠如を表すのだ。

しかもそうした雑用はどれも大変なうえに、もちろん終わりもない。でもぜんぶひとりでやるしかない、他にだれもやってくれないから――非ADHDのパートナーがそう感じれば、奴隷のような気分になるのもむりはない。こうした「侮辱」をさらに複雑にするのが、ADHDのパートナーが何もやらなかったときの反応だ。「ぼくはそういうことは覚えてられないんだよ！」と開きなおったり、「ええ、ちゃんとやるわ」と言いながらやっぱり何もしようとしないのだ！ なかでも腹が立つのは、「ADHDは雑用が苦手なんだよ」と受け流し、どうすればもっとうまくできるか考えようともしないことだ。

そう、ＡＤＨＤの治療を受けていない人たちは、たしかに雑用が得意ではない。強い興味を持てない事柄に取りかかることに難があるためだ。また、つねに関わり続けるのにも刺激が必要になる。当然ながら雑用は、だれにとっても、興味や刺激という点ではずっと下位のほうに位置するものだ。

ＡＤＨＤの治療を受けることで、そうした人でも集中がしやすくなり、リマインダーになる仕組みをつくりだしたり新しい仕事を始めたり、退屈な作業でも長くやり続けることが簡単になる。この点について統計の情報はないが、私が見てきたかぎりでは、ＡＤＨＤのある人たちは非ＡＤＨＤの人たちに比べ、同じ退屈な雑用をするのでも努力が必要だ。キッチンの片づけを始めるのにタイマーをセットするという余分な手間をかけなくてはならなかったり、手紙を書くだけの集中を保つために決まったやり方で机の上を整理しなくてはならなかったりと、同じことをやるだけでもさらに多くの手順が必要なように見える。雑用に取りかかれるぐらいに頭を鎮静させるだけでもひと苦労なのだ。

だが、余分な苦労のあるなしにかかわらず、肝心なのは、ＡＤＨＤのパートナーにはあなたの協力が必要だということだ。なんらかの形で手を差し伸べることは、「私はあなたのこと、私たちふたりのことを気にかけているし、私たちの家庭を誇りを思っている」と伝えるうえでとくに大事である。

ときにはＡＤＨＤを持った人たちが、自分はちゃんと雑用をこなしていると思い込んでいることもある。つぎに紹介するのは、結婚してまだ間のない、妻が家事に無関心なせいで苦労している男性からの投稿だ。

結婚して一年たったころ、妻がＡＤＨＤだという診断（子どものころからの）を受けました。本人はその診断をごく自然に受け入れ、自分の障害をしっかり把握しコントロールもできていると思っています……でも、私たちが新居に引っ越して以来、妻は自分の身の回りのものを片づけたことがなく、二カ月前の旅行の荷物もまだ解いていません。私はあらゆる努力をして自分の持ち物を片づけ、掃除もしているのに。何カ月か前、だれが責任をもってどの仕事をやるかのリストをつくりました。私は自分の分担はちゃんとやっていて、妻にもこと細かにうるさく言ってはいるのですが、それでも彼女は分担の大半をやり残してしまう。妻は今勤めていないのですが、私が八時間働いて帰ってきても、そのあいだ何をやっているのか正直まるでわかりません。たまにちょっとした仕事をひとつだけやったりはしているのでしょうが、だいたい何も変わっていない。私もあれこれ話そうとはしています……それでも、ああ私は忙しいの、ちゃんとやってるからと言われるばかりで。一度など私が一週間ほど自分の分担をやらずにいたら、夫婦ふたりでちゃんと家事をやらなきゃとお説教されました。

私が手助けしようとしても、ADHDのことを少し口にするだけでも、ひどいことになってしまう……正直どうしていいかわかりません……もし子どもができて、妻が家の用事をやり始めたら、いったいどうなることかとぞっとします。私は家の雑用をしたり手伝ったりするのはいっこうにかまいませんが、フルタイムで働きながら家事をぜんぶ引き受け、食事の支度も毎日やるとなると……なんの楽しみもない生活になってしまうでしょう。

ここで問題なのは、家の雑用の責任分担のアンバランスだが、もうひとつさらに大きな問題が起ころうとしている。雑用をめぐって夫婦が機能不全に陥るにつれ、非ADHDの夫が将来を不安に感じ、ふたりいっしょに対処していけるという自信を失い始めているのだ。

これは実際に「雑用をめぐる離婚」に至りかねないケースかもしれないが、雑用だけでなく、「症状―反応

―反応」のパターンが事態をさらに複雑にしていることがわかる。この夫婦の場合、第三者にあいだに立ってもらうといいだろうが、いくつか論理的な基準も取り入れたほうがいい。雑用は片づいているかいないか？　夫が要求している用事は妥当なものか？　こうした事柄は測定が可能だ。巻末の「ワークシートと各種ツール」の290ページにある「雑用のワークシート」を活用して、大変な用事をだれがどうやっているかを測定しよう。

また別の例もある。

夫とは一一年いっしょに暮らしています。初めて会ったころ、彼は私にとても親切でした。いっしょにいて楽しかったし、いつでも何をやろうかという楽しいアイデアを持ってました。ジョークもうまくて、生まれてから初めて、肩の力を抜いて生きることを教えてくれたんです。ほんとにすてきでした！　でも今は、私が家のお金のことをぜんぶやらなくちゃいけません。夫にお金のことをまかせておくと、六カ月も支払いができてなかったりするんです！　銀行口座にある数字がそのままうちにあるお金の額だと思ってるみたいで――未払いの請求がどれだけあろうと関係なく。私は学校で教えていないときは、必ず息子をいっしょに連れています（夫のスケジュールのせいだけではありません）。医院や歯医者の診療、カブスカウト、スポーツ、宿題、おやすみ前のあれこれ、学校の準備、PTAの会合などなど、ぜんぶ私の仕事です。家の雑用もすべてやらなくてはなりません。夫にまかせても忘れてしまうか、途中で気が散ってしまいますから。家の献立を考えるのもぜんぶ私。夫には一度に一週間分の食事の計画は立てられないし、立てようともしません。スーパーの買い物も、ちゃんとリストどおりのものでなく、なんだか〝よさそうな〟ものをばらばらに買ってきたりするので、やっぱり私がやるしかない。料理をするのもほとんど私です。苦労を分かち合ってくれる相手がいないと感じるのは、ものすごいストレスです。夫がやると言ったことをやってくれるなんてまったく当てにできない。寂しくてたまりません。夫がずっと自分だけの〝楽しい場所〟にいて、私は責任を何もかもひとりで背負い込んでる……ADDでない妻の私は、負いたくもない責任に押しつぶされ、どうしようもなく傷ついて怒っているのに、他のみんな（私たちの結婚生活を知らない人たち）はだれもわかってくれない。ほとんどいつでも、あの人は楽しんでるのに、どうして私ばかりっていう気分になってしまいます!!

こうした状況に立たされた非ADHDのパートナーは、夫婦生活の早い段階で、放りっぱなしの雑用を自分でたくさん引き受け過ぎることで、問題を増やしているケースが多い。たしかにそのほうがだいたい能率的なのだけれど、長い目で見れば夫婦関係を蝕んでしまう。まだ結婚してまもない夫婦は、どちらかにほとんどの用事をこなさせるのでなく、時間と努力、そしてそう、ちょっとした衝突もいとわずに、雑用を納得のいくように分担する習慣をつけたほうがいい。そのうち子どもができたり、さらにストレスの多い仕事が増えたりすると、そうしたアンバランスな状態を続けるのは物理的に不可能になる。そのときにはもう忙しすぎて、ADHDのパートナーに手伝ってもらう適切な方法を見つける時間もなくなっているだろう。

この女性のほんとうの問題は、つぎの二つの思いにとらわれていることにある。「苦労を分かち合ってくれる相手がいないと感じるのは、ものすごいストレスです」「夫がやると言ったことをやってくれるなんてまったく当てにできない。寂しくてたまりません」。夫が用事をやり通せないのはADHDの症状のせいで、本人がどう思っているかということの反映ではないのに、この女性にはそれが象徴的な意味合いを持ち始め、夫は私のことを気にかけていない、敬意を払ってくれないと感じてしまう。だから寂しい。そしていくら譲歩しても状況を変えられないことが苛立たしい。

ええ、たしかに私はがみがみ言うことはありますし、よく自分でも嫌になります。でもそういう立ち位置にならざるをえないんです。ほんとうにいろんなことを試してきたと思います。何か計画を思いついたとき、夫が期日を決めるのにまかせ、その日まで計画のことに何も口に出さないと約束もしましたが、結局、期日を過ぎても実現はしないままでした――ただ、形にならない計画がどんどん積み重なっていくだけ。あれもできていない、これもできていないと思うと、私の怒りは増すばかりです。

孤独感、不安、敬意の問題、そして疲れが、たいていの雑用戦争の核心にある。怒りはその結果なのだ。

●ヒント＝雑用戦争を回避するには

- たえずがみがみ言うことは、ADHDが結婚生活を――はなはだしく――蝕んでいることを示す徴候だ。無視してしまってはいけない。ADHDの徴候の根底にある問題に目を向け、非ADHDのパートナーが理性をなくしているのだと決めつけてはいけない。
- がみがみ言うのをきっぱりやめること。もしすでに雑用戦争にどっぷり浸かり、小言をいうのが習慣になっているなら、もっと建設的な、あなたにとって必要なことを伝える方法を探すようにしよう。ADHDのせいでがみがみ言われる側にしてみれば、ただ雑用をやるやらないだけの話ではすまない。そのパートナーの生活をだれが管理するかの問題でもあり、そのために思った以上のネガティブな影響を及ぼす。

・この本の巻末の「ワークシートと各種ツール」にある「雑用のワークシート」で、あなたの問題の程度を測定しよう。ワークシートの情報を活用して、学習する会話（ステップ4を参照）を始め、週ごとに発見した内容をふたりで話し合う。夫婦のどちらも、雑用をめぐる争いをやめるためには、こうした戦いの象徴的な意味合いを知る必要がある。
・治療を考えよう。雑用戦争が起きるときの核心にはたいてい、ADHDの症状が少なくともひとつは存在する。散漫性か、あるいは仕事を始められない、仕事を終えられないといったことかもしれない。どれが当てはまるか（ひとつとは限らない）を探り出し、治療しよう。
・いつ、何をやるかについて、考えを一致させること。私のところに来る相談者の多くは、家の雑用を管理するツール「成功へのレシピ」をとても気に入っている（291ページを参照）。
パートナーのADHDを自分がカバーしようとしすぎないように。短期的にはそのほうが効率的かもしれないが、どうして自分が雑用をぜんぶ引き受けるのかという怒りに耐えるのではなく、仕事を平等に分担しADHDの症状を低減する方向に向けて交渉し続けるべきだろう。
・「まあまあ」という基準で考えること。ほとんどの雑用は完璧にこなす必要はない。「まあまあ」でちょうどいいのだ。そうすれば、夫婦の両方またはどちらかが、細かいことをうるさく言われていると感じずにすむようになる。

パターン6＝責めのなすり合い

端的に言って、このパターンは夫婦関係を確実に蝕む。おたがいに相手を責めることに時間を使っているかぎり、決して好転することはない。

「責めのなすり合い」は、以下のパターンをたどる。「親―子」のダイナミクスや雑用戦争のせいで夫婦そろって疲れきり、どちらも怒りや憤りから抜け出せなくなる。ADHDの夫が自分に問題があるのを認めようとしないか、ADHDをコントロールする努力をしていないといった理由から、非ADHDの妻は自分の不機嫌を夫のせいにする。「彼はがんばってるんだと言うけど、何も変わっているように見えない。ただ口で言うだけ。口だけじゃしょうがないのよ！」。妻が夫を責めるほど、夫の態度はその責めの「正当さ」を強めているように映る。「ほらね？　言ったとおりでしょう。あの人は何もしない。なんにも変わりやしないわ」

その一方でADHDの夫は、自分の期待するような振る舞いを妻がまったくしてくれないと感じている。がみがみと小言をいい、せっかくふたりで出かけてもどうでもいいようなことで文句をつけたり批判したりくさしたりする。そして夫が家族を養うために精いっぱい働いていることをひとつも評価しようとしない。以前は彼をありのまま受け入れ、愛してくれていたのに、なぜ今はもう我慢できないというように振る舞うのか、それがどうにもわからない。

妻はふたりの惨めな状態を夫のせいにする。夫は妻が怒りと冷淡な態度で自分たちの関係を壊していることを責める。夫婦のどちらかか両方で責めのなすり合いをしているかぎり、何も改善はしないだろう。相手を責めている人は、自分自身の内面を見つめようとせず、自ら責任をもっておたがいのためになるような変化を起こそうとすることもできない。

私たちの結婚生活が破綻したことで、夫は自分のADHDは問題視せず、何もかも私のせいにしています、この「何もかも」というのは、「ありもしないこと」「私が言ってもいないしやってもいないこと」

「夫がやったのにちゃんと覚えていなくて、私がやったと思い込んでいること」まで含んでいます。彼がいろいろとやったほんとうに恐ろしいこと（たとえば自分の不注意で起きたケガとか）でも、ぼくがやったんじゃないと言って、私が嘘つきにされてしまうんです。

私は彼の身代わりにされて、セラピストや家族の前でひどいことを言われています……私の愛する人たちが、自分たちの結婚生活はこうなんだという作り話を聞かされたせいで、私が恐ろしい人間になってしまったと誤解してる――そう思うと、胸が痛くてたまりません。

これは極端な例だ。それでもあなたやパートナーが、だれが何をしているか（あるいはしていないか）をいちいち記録したり、おたがいの悪口を友人や親戚に触れまわったりしているのなら、責めのなすり合いに加わっていることはまちがいない。

私は個人的に、「～のせい」という言葉は、結婚生活では禁句にするべきだと思う。慢性的な責めのなすり合いは恐ろしい害をもたらす。

- 責めのなすり合いは、おとなが自分の行動を変えようとして、そのために何かしら試しにやってみようとすることが危険になるような状況をつくりだす。もし失敗すれば、自分が責められることになるからだ。
- 責めのなすり合いは、責めるほうの側から焦点をそらせるため、その当人が問題にどんな役割を果たしているかに思いをはせにくくする。
- 責めのなすり合いは、相手の共感能力を減退させる。
- 責めのなすり合いは、許す力を弱める。

・責めのなすり合いは、ふたりの人間をパートナーではなく、敵同士にする。
・責めのなすり合いは、夫婦のどちらにも憤りを引き起こす。脳が憤りに反応してつくりだす化学物質は（一時的な怒りに反応する場合とはちがって）消えるまでに時間がかかり、おたがいのやりとりをとげとげしくする。
・責めのなすり合いは、これ以上がんばらないための口実を与える。（「もういいさ。どうせぼくは何も満足にできないんだ」「いくらやってみても、どうせ悪いのは私ってことにされるんだから」）

責めのなすり合いから抜け出す最良の方法は、ただ、やめようと決めることだ。それを実行したある女性の言葉を聞いてみよう。

私たち夫婦の関係には、何度も浮き沈みがありました。最初のころ私は、すべてADDの夫のせいにしていたように思います。けれどもADDのことや、ADDの人の心がどんなふうに動くかを知るようになって、興味をひかれると同時に、自分自身にすごく腹が立ちました。私の彼に対する反応や行動のほとんどが、あらゆる意味でネガティブだったことに気づいたのです。いろいろな用事が終わらないことや、彼がすぐ忘れてしまうこと、片づくまで時間がかかることにとてもイライラしていました。でもある日、こう思いました。「結局、ちょっとした用事のことでイライラするなんて、だれも得しないんじゃないの？」。自分がいろいろなことの責任を多く引き受けているにしろ、それでイライラしたり、毎日言い合いをしたりしてもしかたがないと感じたのです。
そしてそのことに気づいてから、不思議と気持ちが落ち着き始めました。片づいていない仕事のことを気にするのをやめて、終わった用事のことを意識するようにしたのです。それにADDかどうかとは関係なく、夫には私の心を見通すことはできません。それで、夫があまりよくない習慣をやめていい習慣をつけられるように、ポジティブな声がけをしてうながしました。これはしじゅう文句を言うよりも建設的な方法だったと思います。私が文句を言うほど、状況は悪くなっていましたから。逆に彼のやる気をそいでいたのです……今はもっといいやり方が浮かぶように、ふたりで取り組んでいます。

この女性は夫婦の問題に自分自身も加担していたと知ることで、すべてが修復できるわけではなくても、平和な気持ちを得て、夫からもポジティブに評価されるようになった。それからふたりで少しずつ、「中間地点」へ向かおうとした。そしてさらに、彼女の夫がようやく、協力してよりよいやり方を見つけようとしてもだいじょうぶだと感じるようになった。彼女が夫を責めるのを止められたおかげで、今ふたりは、以前よりいいパートナー同士になっている。

●ヒント＝責めのなすり合いから抜け出すには

- 自分の内面を見つめよう。ADHDのからんだ夫婦関係では、ほぼ例外なく夫も妻も問題の原因になっていて、それには特定のパターンがあることも多い。あなた自身の責任をオープンに受けとめ、相手が不満を抱くのももっともだと受けとめられれば（たとえその根拠がよくわからなかったとしても）、重苦しさはすぐにある程度消えるだろう。
- 良い意図があったからといって、結果も良いものになると思ってはいけない。大事なのは何をどうやるかであって、もし相手が、「君の（あなたの）やってることは十分でない」と言っているなら、それは意図とは関係なく、実際そのとおりなのだ。

・パートナーとその症状とを区別しよう。つまりADHDのパートナー本人からその症状である散漫性や組織性の欠如などを切り離す、非ADHDのパートナーからうるさい小言や怒り、絶望感といった「症状」を切り離すということだ。そうすれば、個人攻撃をして相手との壁を強めてしまったりすることなく、協力して同じ問題に立ち向かえるようになる。

・ADHDの知識を持ったカウンセラーにかかろう。専門のカウンセラーを探すときは、その人がADHDの問題をよく理解しているかどうかを確かめること。もしちがっていたら、そのカウンセラーは、あなたたちが責めのなすり合いから逃れられるどころか、むしろはまり込むほうに力を貸すことになるだろう。

パターン7＝薄氷の上を歩く、怒りの激発、無作法な態度

あなたが非ADHDのパートナーだとしたら、いつも薄い氷の上を歩いているような気分だろう。つぎの瞬間に何が起こるかわからない。パートナーがいきなり怒り出してどこかへいってしまうのじゃないか？　やると約束したことを忘れてしまうのでは？　こちらのいうことをさえぎったり、あまりに〝正直〟すぎて傷つけられるようなことを言い出すのじゃないか？

こうしたADHDにしばしば伴うかんしゃくや怒りの激発、無作法な態度は、衝動性コントロールの欠如に関連している。「衝動性コントロールの不具合」という症状が夫婦関係に影響を及ぼすのだ。

ADHDを持った妻や夫の側も、薄い氷の上を歩いている気分だろう。あるADHDの男性はこんなふうに

説明した。「私がやることひとつひとつに、妻がどう反応するか予測しなくちゃならないんです。彼女を喜ばせたくて、いつもあれこれ考えようとしてるのに、向こうはただ怒るばかりで！」

さっき紹介したような振る舞いはすべて、あきらかにADHDの症状によるものだ。あなたの夫婦関係への悪影響を減らすために、ぜひ治療を受けてほしい。また、そこまであきらかにされているわけではないが、非ADHDのパートナーが表す怒りも、実は夫婦関係におけるADHDの症状である場合がたしかに多い。この怒りをそんなふうにとらえることで、妻も夫もその怒りを当人から切り離し、「治療」のための計画を立てられるようになる。

このテーマについては、ステップ2でさらにくわしい情報が得られるだろう。

パターン8＝追い回しと逃避

ADHDの夫婦がきわめてよくはまり込む状況に、以下のようなものがある。非ADHDの妻や夫がADHDのパートナーにがみがみ小言をいううちに、言葉遣いがどんどん感情的になり、行動のうえでも追い回すようになるのだ。これはADHDのパートナーに「注意を向けさせよう」、何かを実行に移させよう、変わらせようとする試みである。こうした「追い回し」が起こるのは、そうでもしなければ、非ADHDのパートナーは無視されたままだからだ（ADHDの症状のひとつは散漫性）。これはある意味、生き残りのための戦略でもある。もし事態が何も変わらなければ、非ADHDのパートナーにとって結婚はずっと苦痛なままで、いずれはこらえきれなくなるだろう。だからますます攻撃的にならざるをえないのだ（あるいはまったくつながりを断ってしまうかだが、それはまた別のやり方なので、この項では考えない）。

この非ADHDのパートナーによる追い回しは、多くの場合、心からの善意で行われるものだ。

夫と私は割合に若いうちに（二五歳で）結婚し、もう四年になります。結婚前、彼にはADDがあるのだろうと感じてはいましたが、そう大したことだとは思ってませんでした。ちゃんとした職に就いているし、いいアパートに住んで、貯金もある。請求書の支払いもするし、自分で食料品を買ってきて料理もしていました。でも結婚してから、どんどんだめになっていったんです。自制は効かないし、自分から進んで働くということができない。とくに私がそばについて、ちゃんと仕事をするようにさせていないときは……。いちばんの問題は、彼がちっとも本気で変わろうとしていないことでしょう。本人に言わせれば、やろうとはしているけれど、頭が言うことを聞かないんだと。ふつうの人よりずっと大変なことはわかりますけど、私の考えでは、まだ全力でやってないということだと思います。抗うつ薬は、飲むとふらふらすると言ってやめてしまったし（そのことで医者と話し合おうとはしませんでした）、アデロールも効かないことがあるからとめったに飲まないし（この言い分はよくわかりません！）……。

彼の注意をひこうとして、ずいぶん頭を下げて頼んだり、泣きわめきもしたように思いますが、効果がなくて……ずっとそんな調子です。私が怒れば、サポートの気持ちがないということで私が悪者になる。私が悲しい顔をすれば、彼が自己嫌悪になってしまう。だからもう、私にできることは何もないように感じます。彼のためにやれることは一生懸命やりました。彼がADDに対処できるように、セラピストを探して、本もたくさん買って……役に立ちそうな記事があれば、コピーしたりプリントアウトしたり。彼が自分のやりかけたことを最後までやり通せるよう（一度もできませんでしたけど）チェックしたり、いっしょにエクササイズをするようはっぱをかけたり、彼の薬をとりにいったり。正直いうと、そういうことは彼がぜんぶ自分でやらなきゃいけないのに、本人がやらないので、私がやるしかない。私たちの関係はいつもだいたいそんなふうです――彼がやるべきことをやろうとしないから、私があわてて手を出して、何もかもめちゃくちゃにならないようにしなきゃならない。

もううんざりしています。私は対等な（対等の半分でもかまいません）パートナーがほしい。彼がぜんぜん変われないのなら、どこかでむだを切り捨てて、先へ進んでいかなきゃならない。完璧な夫なんか望んでいませんけど、あれだけ彼のためになろうとがんばってきたのに、まったくなんの変化もないなんて。今の関係のせいでいろいろなものが尽きてしまって、そのうちもう何もかもどうでもよくなってしまいそうです。

この女性は、夫が自分のＡＤＨＤを管理できるようになるために、とにかく一生懸命やってきた。なのに自分の努力から夫が「逃げよう」とすることが不満でしかたがない。

ＡＤＨＤのある人は失敗をくり返すことを恐れ、以下の三つの反応のどれかに「逃避しよう」としがちだ。

1　ただおとなしく従う――ただしＡＤＨＤの症状のせいで、最後までやり遂げられない可能性が高まる。
2　怒りと防御性――これは恥の意識からくる反応で、なかなか会話が成り立たなくなる。
3　否認または回避――逃避の最も明瞭な形。

さっきの引用に出てくる夫は、1と3の両方に当てはまっている。

他のことに夢中になってろくに反応しないというのも、もうひとつのよくある逃避の形だ。私たちの家族の場合、夫がコンピュータの前でとにかく長時間過ごしていた。夫婦仲が悪くなってから、夫は仕事から帰ってくるなり、仕事部屋とコンピュータへ直行し、私が眠るまで（食事のとき以外）一度も姿を見せなかった。

ご想像どおり、非ADHDの妻は自分の要求がまっとうなものだと思っている。だから夫がなぜあれほど責任を果たそうとしないのか、まともに反応しようしないのかがわからないため、「逃避」という手段は当然受け入れられない。そして夫が逃げるのを自分へのあてつけだととらえ、私に協力しようとする意志が見られないのは、恥や不安、絶望感がもたらす結果などではなく、基本的に私への、私の気持ちへの、私たちの関係への敬意が欠けているせいなのだと考えてしまう（「もし彼がほんとうに気にしているなら、もっとがんばろうとするはずよ」）。

夫が逃げて引きこもるのは、妻にとっては重荷となる。むりをしていればしばらく孤独になるのはしかたがない……でも、ずっとそのままだとしたら？　さっきの夫婦の場合、夫がたびたび引きこもることで、非ADHDの妻は、いつか夜明けはくるという望みを失い始める。同時に追い回しや動揺ぶりが激しさを増し、夫はますます不安になる。そして逃げることが妥当な対応のように思えてくる。

これは、ADHDについての知識が増えることでこれまでのパターンが変わるという、申し分のない実例だ。こうした負のスパイラルを食いとめるためには、夫が自分のADHDが妻にとっての問題を引き起こしていることを認め、そのパターンを変えようと決めて効果的な治療を始めることだ。つまり、夫がADHDを管理するためにやるべきだとすでにわかっていること――規則的に薬を飲み、医師と協力して自分に効く抗うつ薬を探しあて、家庭での振る舞いを変えるのに有効なセラピストやADHDコーチを見つける――を実行するのだ。ここで「コントロール下」に置かれるのは夫である。妻がいくらがんばったとしても、症状があるのは夫なのだから。

妻は夫への「追い回し」の重圧をいくぶん取り除くために、自分にとってとくに重要だと思えるごくわずかな分野で夫を支援しようとすればいい。結婚カウンセラーと協力して、自分の感情面での欲求を満足させる方法を見つけられれば、夫の一挙一動（あるいは失敗）にあまりこだわらなくなるだろう。今の自分たちの年齢と、妻が結婚生活をどう感じているかを踏まえ、夫がもっと自分のＡＤＨＤをやわらげることに責任をもって取り組まないなら、いつまでも夫婦を続けるつもりはないということを伝えたほうがいい。結婚前には、彼はちゃんとやれるところを見せていたのだから、今でもできるはずなのだ。結婚カウンセラーの協力があれば、ふたりの相互作用のどの部分が夫の努力を阻んでいるかをつきとめられるかもしれない。

ヒント＝追い回しと逃避に対処するには

・たとえ「手助け」のつもりでも、ＡＤＨＤのパートナーを激しく執拗に追い回せば、相手はまたあなたの能力がどうのといった長いお説教を聞かされると思い込み、マヒしたようになってしまう。ＡＤＨＤのパートナーが逃げようとしているなら、その一因はあなたの追い回しにあるといっていい。

・追い回しは絶望感の徴候である場合が多い。あなたがＡＤＨＤを持っている側なら、激しく執拗な追い回しは絶望感の現れであって、以前は穏やかだったあなたのパートナーが管理魔になってしまったわけではないことを理解しよう。セラピストや医師に相談して、非ＡＤＨＤの絶望感の根底にある問題をつきとめ、治療にあたってどの症状に最も注意を向けるべきかを考えよう。

パターン9＝今がみがみ言って、あとで後悔する

がみがみ小言を言うのは「追い回し」のひとつの形だ。もしあなたが非ADHDのパートナーなら、たった今もやっているのではないだろうか。

結婚して五年目のころだったか、ふだんは私の結婚生活についてめったに何も言わない母が、わざわざ私を脇へ引っぱっていき、もう少しジョージをほうっておいたほうがいいと言ったことがあった。あなたは彼をずっと追い回している、そんなことは夫婦関係にいいはずがないと。

そのときの私の返事はこうだった。でもがみがみ言わずにいられない気分なの、でないと小さな子どもふたりの面倒を見るのに疲れはててしまうから。私は毎日ずっと戦っているような気がしていた。「彼を追いかけている」ときは、ほんのわずかでもいい、注意や敬意や手助けやサポートがほしいというときなのだ。彼は私から離れてしまっている、だったら注意を引きつけるには顔のまん前に立ちふさがるしかないじゃないの。

不機嫌な非ADHDの妻が、夫にあまりがみがみ言わずに相手の注意をひきつけ、その行動を変えさせられるようなことはまずありえない。別にがみがみ言ってなんかいない、とあなたは思うだろうか。もしそうなら、夫にたずねてみるといい（非ADHDの夫も、ADHDの妻にがみがみ言うことはあるが、これはちがう動機から出ている——支配のためだ）。非ADHDのパートナーは往々にして私のように、がみがみ言うことは正当化されると思っている。夫が注意を向けなかったり、何をしても最後までやり通せなかったりすることで、妻はがみがみ言わずにいられなくなってしまう（ここでも責めのなすり合いだ！）。

経験者として言わせてもらうなら、そろそろ自分自身をコントロールして、ちがう方向へ進んでいくべきだろう。なかなか信じられないかもしれないが、がみがみ言うのを完全にやめて、本書にあるアイデアを実行に

移せば、成功の可能性はぐっと高まるのだ。がみがみ言い続けることは、ポジティブなやりとりの割合をぐっと減らしてネガティブなやりとりを増やし、夫婦関係そのものを危うくしてしまう。

なぜがみがみ言ってはいけないかというと、最も重要な理由は、長期的に見るとまったく、何ひとつ効果がないからだ。根本にあるほんとうの問題は、ＡＤＨＤのパートナーにやる気があるかどうかではなく、散漫性と治療されていないＡＤＨＤなのである。

他にも、がみがみ言ってはいけない理由はたくさんある。

- ＡＤＨＤのあるパートナーの、あなたから逃れたいという気持ちを悪化させ、孤独感や距離感を増すことにつながる。
- 夫婦関係を有害な「親―子」のパターンに陥らせる危険性がきわめて高い。
- ＡＤＨＤのパートナーが感じている恥の意識を強める。親や教師からやはりがみがみ言われ、恥ずかしくてたまらなかった過去を思い出させられるからだ。
- ＡＤＨＤのパートナーの散漫性がはなはだしいために、夫婦のあいだで小言をいうのが、たまにあることではなく、日課になってしまう。その結果、夫婦ともに自己イメージが悪いほうに変わっていく。夫はあまりにがみがみ言われるせいで、自分はダメなのだと思い始め、妻のほうは意地悪なおばさんになったように感じて自己嫌悪に陥るのだ。

ＡＤＨＤの存在しない夫婦関係では、たまにうるさく小言をいうのも許される部分がある。それはパートナーが一時的にやる気を失くすといった、まったく別の問題に向けられているためだ。だがＡＤＨＤのある夫婦関係では、がみがみ小言をいって許されるようなことはない。それは根底にある問題、つまりADHDの症状に取り組もうとする行動ではないからだ。

別の言い方をするなら、散漫性というADHDの症状に取り組む一手段としてがみがみ小言をいうのは、ふたりそろって疲れはてるまで頭を何度も壁に打ちつけ続けるようなものだ。いい加減そんなまねはやめて、もっとほんとうの問題の核心に届くようなポジティブで効率的な方法を見つけたほうがいい――ADHDを治療し、その存在を考慮に入れながら夫婦のやりとりをするということだ。こうした変化を起こせないかぎり、離婚にいたる可能性は非常に高くなる。

●ヒント=がみがみ言うのをやめるには

・ただ一言「ノー」と言うだけにしよう。がみがみ言うのは選択肢のひとつでしかない。他にもあなたの要求を伝えるだけでなく、忘れっぽいパートナーにやるべきことをやらせる方法はある。自分自身の声に耳を傾けて言葉を選ぶようにすれば、反射的にものを言うよりも健康的な習慣になるだろう。

・口やかましい小言モードに入ったとき、それを指摘する言葉のサインを決めておこう。どのくらいの頻度でそれが起こるかがわかれば、もっと減らそうという気になるだろう。「今のリクエストをもう一度言いなおしてくれるかな？　ぼくには小言みたいに聞こえるから」などがいい。

・小言モードを引き起こすあつれきの根底にあるADHDの症状を治療しよう。小言につながる症状とは基本的に、散漫性と、やるべきことをなかなか始められないことだ。こうした症状の治療には、身体上の変化をもたらすもの、行動上の変化をもたらすものがある。たとえば、投薬によって頭の焦点を改善するのが前者で、整理のための仕組みや適切なタイミングでやることを思い出すリマインダーの仕組みをつくりだすのが後者だ。

パターン10＝パートナーへの、そしてあなた自身への信頼を失う

ＡＤＨＤのある結婚生活に生じてくるパターンのなかでもとくに悲しいのは、夫婦の両方がおたがいや自分自身への信頼を失ってしまう場合だ。結婚する前、ＡＤＨＤを持った妻は、ありのままの自分を受け入れてくれる相手、ときとしてひどく生きづらい自分の人生を少しだけ楽にしてくれる相手を見つけたと思う。でも結局そうはならず、夫のほうは彼女が期待どおりの妻ではないと感じ、変わることを望む。妻は言葉のうえでもそれ以外でも、君は信頼できない、価値がないと言われ続ける。そしてそう遠くない将来に何か「まちがった」ことをしでかして、さらに夫の怒りや苛立ちや侮辱、拒絶に耐えなくてはならなくなる。彼女を支え、気遣ってくれるはずだった夫との関係が、今は彼女自身の自己イメージをゆがめてしまっているのだ。

私はＡＤＤと不安障害を持っています。結婚する前は、学校では苦労したし、家が片づかないとかのちょっとした問題もあったけど、そう悪くはありませんでした……とても楽天的なたちだったし、私を好きだと言ってくれる友達もたくさんいました。家族も私のことが好きで、私も自分のことが大好きでした。向こう見ずというほどではなくてものびのびした性格で、美術関係のことが得意で、すてきなギャラリーで職にも就いてました。陽気に楽しく……幸せに過ごしていたんです。

やがて出会った今の夫は、ありのままの私を愛してくれているように思えました。家が散らかっている

のなんて気にしない、君の率直で愉快なところが大好きなんだと言ってくれたんです。三年同棲してから結婚したんですが、結婚式のあとから、私は急に彼のカンに障り出したみたいで、以前はすごく好きだと言っていた私の振る舞いや「やり方」に、本気で腹を立てるようになりました。「なぜこんなことをするんだ？」と彼に聞かれても、正直私には答えられません。ずっとそういうふうにやってきたし、付き合っているころも同棲しているころも同じようにしてきたのに。彼は私のいないところで、愚痴をこぼし始めました。自分の母親や私の家族に向かって、私がどれほど怠け者か、私の率直な物言いがどれほど気に入らないか、マーサ・スチュワートみたいな母親の家にどれほど住みたいかを訴えるんです。

要するに彼は、私が私であることに怒っている。私はそんな彼に腹が立ちます！　おたがい愛し合ってるはずなのに、そのことがどうしようもなく重荷になっていて。彼は私の、以前は好きだと言ってくれたところを、今は嫌ってる。私を嫌ってるんです！　以前は私に、変わらないでくれと言ってたのに、今は自分のために変われと言うんです。

だから、ＡＤＤのこともありますが、今は不安でしかたがなくて、正直なところ抑うつ気味です。私のＡＤＤはきっと治らないだろうし、希望も持てません。夫のことは愛していますが、私のやり方にいちいち腹を立てられるせいで、悪い影響が出てきています。自分が嫌いになってしまったんです！　今は友達もいないし、家族も私のことを嫌ってます。彼が私の悪いことをいっぱい吹き込むせいで。彼はいつも文句ばかり。カウンターにコーヒーカップを置いてるだけでも悪いことなんです！

私が忘れっぽいせいで、彼はよく怒ります。でも、ほんとうに大事なことは忘れたりしません。帰る途中に牛乳を買うとか、ほんのちょっとしたことを忘れるぐらいで。わざと何か忘れたりはしないし、大事なことは自分でちゃんとできます。今は自分の人生がコントロールできなくなってしまって。前はこんなことはなかったのに！　夫とはしょっちゅう言い合いになって、彼はずっと大声でどなりっぱなし。私のブラウスにしわが寄ってるだけでどなるんです。

私はベストを尽くしてるし、彼を座らせて、そう伝えもしました。私はできるだけのことをやってる、精いっぱいがんばってるの、でもあなたの手助けなしではできないことが多すぎるのよって。なのに彼は、おとなになれと私に言って、その話を打ち切ってしまう……。

なんだかばらばらの方向に引っぱられていて、呑み込まれてしまいそうです。私にはなんの価値もない！……今年はいつもずっと溺れているような気分でした。一生懸命働いてきましたが、夫からの助けはほとんどありません。へこたれずにがんばろう、乗り切ろうとしてはいます。でもときどき耐えられなくなってしまう……

ぜんぶ君の問題だからぼくは手伝わない、そう彼は言います。ただ働きに出て帰ってくると、玄関の床が汚い、洗濯物がたたんでないとどなるばかり。子どもたちや家族の前でも、私をひどい言葉で呼ぶんです。怠け者とか、能なしとか……

この女性はありのままの自分を受け入れてほしいと願っている。でも悲しいことに、彼女がずっと抱えてきたADHDの症状が今、彼女の生活を打ち負かしつつある。彼女には子どもがふたりいるため、家庭を秩序づけることは何にもまして優先される。夫は彼女をそのレベルへ持っていくために、以前は気にしていなかった家庭生活の一定の基準を持ち出して（あるいは押しつけて）いるが、怒りや憤りが積もり積もって爆発しそうになっている。こうしたパターンは珍しくない。夫は家庭生活の基準を持ち出すことで実質的に、彼女に「非

ＡＤＨＤ」になるよう強いているのだ。それよりずっと望ましいのは、彼女と彼女のＡＤＨＤを受け入れ、治療をしても効果がないまま残っているＡＤＨＤの症状を回避する方法を考え出すことである。まず非ＡＤＨＤの夫が休戦を申し出てから、夫婦ふたりがカウンセラーの手を借りて、これまでこうむった感情面でのダメージを克服することができれば、ハウスキーパーと秩序づけのツールによって家庭ははるかによく機能するようになるはずだ。

　ここで自信を失っているのは、実はＡＤＨＤを持ったパートナーだけではない。私も以前、ＡＤＨＤの治療を受けていない夫との結婚生活からくる怒りや苛立ち、ストレスに何年もとらわれていたせいで、自分のことが好きになれないと感じていたことがある。自分でも認めたくないような、意地悪で辛辣な女になってしまっていた。私にとって大きなターニングポイントになったのは、もう一度自分をコントロール下に置き、ＡＤＨＤの被害者ではなくて、ほんとうにこうありたいと思う人間として生きていくようにしようと思い始めたことだ。

　そもそもなぜ結婚したのだろう、このまま続けていけるのかしらと思い始めたとき、夫婦はおたがいへの信頼を失い始める。今日持つようになったネガティブな見方は、昨日の記憶までゆがめてしまう。最近、ある非ＡＤＨＤの女性が夫にこう言っているのを耳にした。「もうあなたのことを信用できないわ、以前も信用していたとは思えないし、これからも信用できるかどうか自信がない」。これはほんとうにそのとおりなのだろうか？でも実際に結婚したわけだし、いっしょに暮らしていけると思えるぐらいには信用していたはずだ。なのに悪い感情にすっかりからめとられ、激しい悲しみと怒りに呑み込まれてしまっている。そして以前に自分が思い描いていた姿とのあまりのちがいに、離婚という選択肢が魅力的に見え始めている。けれども解決策はそれだけではない。あなたたちふたりが呑み込まれている感情は、ＡＤＨＤの症状を相手にした結果なのだ。要するに、そうした感情がたしかなものに思えたとしても、その感情の根底にある原因は、しかるべき手段で「跡をたどる」ことができる。おたがいへの信頼を立て直すのに時間はかかるだろうが、それはまちがいなく可能だ。

ほとんどの夫婦は、結婚前に付き合っていたころの熱に浮かされたような状態に戻ることはない。これはADHDや、結婚後に経験したこととは関係がなく、ただのぼせ上がっているときに脳内に湧き出す化学物質のせいだ。恋愛の科学を研究しているヘレン・フィッシャーによると、ロマンティックな恋愛は何よりも、ふだんは見られないほどの量のドーパミンをつくりだし、またそのドーパミンを燃料にさらに燃え上がるという。あなたたちに限らず、どんな男女関係でも、熱に浮かされたロマンティックな状態は、このドーパミンの値が正常な値に戻るにつれて醒《さ》めてくる。これはほとんどのカップルに起こることだ。

でもありがたいことに、あなたは熱に浮かされた状態よりもっとすばらしい、価値あるものを見つけられる。初めて知り合ったときに脳内に湧き出す化学物質だけではない、ありのままの――長所も短所も含めた――あなたへの評価にもとづいた、深みのある本物の関係を。

●ヒント＝信頼を失わないためには

・責めるならADHDの症状を責めよう。自分自身を責めてはいけない。そしてその症状を乗り越えるのに必要な変化を起こそうと努めることだ。
・あなた自身が生きていくうえでどうありたいのかということを考えよう。あなたが毎日行っている選択の多くは、正しいものだろうか。あなたがいい気持ちになる選択ができるようなポジティブな枠組みを自分で組み立てよう。あなたが自分への信頼を失わないようにするうえで、それが大きな役割を果たしてくれる。このプロセスについてはステップ5で説明しよう。
・支援を求めよう。サポートしてくれるグループやセラピスト、友人や家族を探す。自分自身に対する悪感情をひとりでなんとかしようと思わないように。ポジティブな面だけに集中し、将来を変えていくために、人の助けを借りよう。

パターン11＝性生活が不調になる

ＡＤＨＤの悪影響を受けた夫婦の間では、セックスも不自然なものになるか、まったくなくなってしまう。こうした変化がなぜ起こるかについては、多くの要因がある。

・怒りや苛立ち、悲しみ、言葉による虐待、「親―子」関係が、親密さを求める欲求を損なう。
・ＡＤＨＤのある人たちは、ベッドの上でも注意散漫になることが多い。気持ちが別のほうへ移ったり、セックスにかける時間が減ったりすると、たとえそんなつもりはなくても、「もう私に興味がないのか」と相手に思わせてしまう。
・ＡＤＨＤで注意散漫になった人は、パートナーとベッドに入ることさえ難しくなることがある。予定を決めたセックスは夫婦どちらにもロマンティックでなく、結果的に回数を減らすことになりかねない。非ＡＤＨＤのパートナーは、相手の症状をしばしば誤解し、もう私に興味がなくなったのだと思い始める。
・それとは逆に、非ＡＤＨＤの妻は、ふだんは注意散漫な夫がいきなりその気になってセックスを求めてきたら（それでいて家の用事は何ひとつやる気を起こさないとしたら）、ひどく憤慨しかねない。セックスもただの雑用になってしまうのだ。
・セックスはパートナーをコントロールする道具になりかねない。「そんな態度をとるなら、もう君（あなた）とはセックスしない」というのは、他のことが満足にできない相手を罰しようという気持ち、あるいは怒りのひとつの形となる。
・夫婦関係がとくに難しい状態にある場合、妻か夫のどちらかが結婚生活のストレスから逃れようとして、精神的または肉体的な不倫に及ぶことがある。
・ＡＤＨＤを持った人たちは、ポルノや浮気、衝動的な性行為といった嗜癖行動に陥りやすい傾向がある。そうした事実が明るみに出ると、夫婦の性関係にブレーキがかかりかねない。
・夫婦のコミュニケーションが不調になると、回復する力、セックスの失敗を笑い飛ばす力が減る。つまり、セックスでリスクを冒したり変化を求めたりすることがすべて、新たな失敗を招く機会に変わるのだ。そしておたがいに距離ができ、セックスは新鮮さを失うか（退屈さ悲しみの両方が忍び込む）、まったくなくなってしまう。

こうしたパターンはたしかに、とりわけ陰うつなものだ。でも修復はできる。私個人の意見を言えば、根底にある問題――ＡＤＨＤの症状、怒り、コミュニケーション不全――に取り組まないかぎり、夫婦間のセックスは健康的な状態には戻らない。いい点を言うなら、いったん基本的な問題が解決されれば、ＡＤＨＤのパートナー特有の「今を生きる」側面のおかげで、この修復のペースは速まるだろう。楽しみとロマンスをセックスライフに復活させることを扱った項は、２６３ページからだ。

ヒント＝セックスが順調にいかなくなったときにどう対処するか

・むりをしてはいけない。性生活を健康的な状態に戻すのは、やるべきことのリストのいちばん最後だ。セックスは夫婦関係の他の側面と深くからみあっているからだ。

・他のやり方で親密さを深めよう。手を握ったり、いっしょに散歩に出かけたり、朝や夜にセックス抜きでふたり寄り添って過ごす時間をつくり、将来の夢を語り合ったりする。

・親密に過ごす時間をスケジュールに組み入れよう。散漫性が問題だという場合は、セックスをしたり、何か新しいテクニックを試したりする時間を予定に組み込む。場所や体位を変えたり、奔放に振る舞ってみたり、おとなの玩具を使ってみたり、ポルノ小説や映画などをふたりで見たりする。セックスを予定に組み入れるなら、前戯の時間も考慮に入れる。

・投薬や運動をすることを考えよう。治療はセックスも含め、注意が必要なときの集中力を改善してくれる。短時間作用型の薬や運動のあとのセックスは、散漫性を改善するのに役立つ。

・ポルノ中毒、セックス中毒の場合はカウンセリングを受けよう。必ずＡＤＨＤを理解している人の支援を求める。

パターン12＝ＡＤＨＤは大した問題ではないと考える

これだけのパターンをすべて紹介したあとでも、ＡＤＨＤのある夫婦のなかには、まだＡＤＨＤが自分たちの関係の大きな要素であることを信じようとしない人たちもいる。それは実際にあつれきの元になりかねない。

私もこのジレンマを経験した。夫が何年もふたりの問題を私のせいにしていたからだ。夫にＡＤＨＤの治療をするように勧めると、こんな怒りまじりの答えが返ってきた。「ぼくは治療なんて必要ない。ぼくは今のままの自分が好きなんだ。君がぼくのことを好きじゃなくて、ふたりのあいだに問題があるのなら、それは君の問題だ！」。こうした否定的な反応は、実際に耳にすると、ＡＤＨＤのあるパートナーと暮らすうえでの最も耐えがたい部分となる。

私たちにとってよかったのは、診断から一カ月ほどたって夫が、まだ完全に納得せず、相変わらず私のせいにしながらも、治療を考えてもさほど損はないと思い始めたことだった。もし治療に効果がなくても、何か新しいことを試したということで、妻の私があまり怒らなくなるかもしれないと考えたのだ。

だからＡＤＨＤがあって、まだ何かしら疑いを抱いている人たちに、私からこれだけはお願いしたい。たとえあなたが、ＡＤＨＤは大した問題でないと思っていたとしても、ほんとうはやっぱり問題なのだととらえ、まっとうな専門家の評価を受けて効果的な治療法を探してほしいということだ。それがベストな方向である理由を、これからあげてみよう。

- よく考えられた治療があなたの結婚生活にどんな影響を与えるか試してみても、決して損はない。むしろいいことずくめかもしれない。覚えておいてほしいのは、治療といっても薬を飲むとはかぎらないことだ。
- 非ＡＤＨＤのパートナーが抱いている怒りや問題のほとんどは、実のところまちがいなく、ＡＤＨＤの症状に対処してきた結果の現れなのだ。これはブラックホールだと考えるといい。その中心にあるもの（ＡＤＨＤ）は見られないが、何かがあるのはわかる。その周辺あたりでは大変な騒動が巻き起こっているからだ。この章で紹介してきたパターンがあなたの夫婦関係にも当てはまるとしたら、ADHDへの対処が十分でないという可能性は高くなる。

• ADHDのある妻か夫が、結婚生活がうまくいかないのは自分のADHDに責任があると認めたとしたら、非ADHDのパートナーも少し気持ちが落ち着き、ええ、私も何かしら責任はあるわと認めやすくなるだろう。ただあなたに怒りっぱなしの相手より、自分自身の問題に取り組もうとしている相手とのほうが、よほど暮らしやすいのではないか?

• ADHDの問題は生物学にもとづいたものなので、その存在を否認していても決して消えてはくれない。否認がもたらすのは、あなたの周囲を悲惨な目にあわせ、問題を悪化させるという結果だけだ。

• ADHDを治療しようとすれば——これはただ薬を飲んでみるというだけでなく、本気で治そうと試みるという意味だ——決して今より悪いことにはならない。治療の結果が思いどおりにいかない、投薬の効果が出ないという場合は、別の方法を試すか、現状(何かをやっている、あるいは何もやっていない状態)に戻すこともできる。けれども思わしい結果が出て、毎日が劇的に良いほうに変わったという人は、数えきれないほどいる。

• 思い込みを捨ててADHDが原因だと想定する気になれないとしても、統計の数字さえ見れば、あなたの結婚生活がうまくいかなくなって離婚に至る可能性はきわめて大きいということがわかる。なぜそうなのか、少し考えてみる価値はあるのではないだろうか?

これだけは覚えておいてほしい。ADHDが夫婦関係に及ぼす影響をコントロールできるのはあなただけなのだ。やってみても失敗するのではと心配なら、発想を転換するようお勧めしたい。過去のあなたはどういったツールが自分に効くかを知らなかった。この本を読めばそれを変えられるのだ。

あなたはこれまでADHDに適応するためにいろいろ苦労してきただろうから、もっとがんばってなどと言うつもりはない。ただ、別のやり方を試してみるようお願いしたいのだ。あなた自身を変えなさいというのではない。ADHDの症状に取り組むことで、ほんとうのあなたが輝けるようにしてほしいということだ。あなたは生物学的に人と少しちがうために無用な苦しみを味わっているが、ほんとうはすばらしい人なのはわかっている。あなたの妻は、あなたに変わってほしいと思っているかもしれない。また実際にそう口にするかもしれない。でも実は、あなたのパートナーが望んでいるのは、ほんとうのあなたが——温かくて思いやりがあり、すばらしくエネルギッシュで幸せで、ときにはこっけいな、彼女が最初に恋に落ちた人が——ADHDの症状という「重荷」を下ろして戻ってきてくれることなのだ。彼女は無条件であなたを愛せるようになりたいと思っている。あなたの症状が求めてくる恐ろしい代償をあまり多く払わずに、ふたりで暮らせるようになりたいと願っている。

それは可能だろうか。簡単ではない。魔法の薬はあるか？　ない。努力する価値はあるか？　それは私が言うまでもないことだ。

まだ信じられない？　では、ADHDを持つ四人の人たちの証言を読んでみてほしい。初めはADHDが自分たちの毎日や結婚生活に影響を及ぼしているとは思っていなかった人たちばかりだ。

私は薬を飲むことにすごく抵抗していましたが（だいたい薬というものをあまり飲んだことがなく、飲むときも子どもの用量しか飲まないのです）、やっと試してみて、大変な驚きがありました。人付き合いの面がとにかく楽になったのです。以前はそれにどれほどのエネルギーが要るかよくわかっていなくて、ただ大勢の人が気軽に集まるような機会とか、みんな顔見知りだけどよくは知らなくてまともに話ができないような場所があまり好きでないという自覚があるだけでした……今はアデロール（訳注：ADHDの治療薬）を子どもの用量だけ飲んでいるんですが、だいたい時間に遅れずにすむようになってきた（分刻みのスケジュールを立てて、ひたすら時間を守ることに集中するといったことをしなくても）うえに、あの「社交の時間」みたいなものを過ごすのもずっと楽になりました……。薬のおかげで、どうやって世間をわたっていくかという理解の新しいパラダイム——新しい枠組み——が与えられたんです。

＊

私はADDとOCD（強迫性障害）があると診断されたばかりです。OCDは正直なところ予想外でした。私の心配事のリストは三二以上あり、それだけでも常軌を逸しているかもしれませんが……。これまではいつもぜんぶ片づけてきましたが、いつもやるべき計画が八〇はあって、なんだか取り散らかっているように（リストの数にきりがなくて）感じ、心配になっています。

最近になって、いくつかの問題に取り組むために、薬を飲み始めました。はっきりと断言できますが、生まれてから最良の一週間だったと感じます……心配事が減って、ずっと生産的になり、頭のなかでテープレコーダーが回り出すこともなくなっているし（ずっと待っているのですが）、他にもいろいろあります。

初めのうちは、診断を受けてレッテル貼りをされるのが嫌でした。積み重ねた成功と自分の意志の力があれば輝ける、そう考えていたのです。でも今は、これまで何年をむだにしてきたのだろう、脳がむだに動き過ぎていたとすごく感じます。それで疲れていたんです——これまでずっと。まだ学ぶことはたくさんありますが、でもまちがいなく、自分の世界を新たな目で見られるようになっています。

つぎの投稿は……トムという男性、そしてADHDが自分たちの夫婦関係にどんな悪影響を及ぼすかに気づかないまま知らず知らずパートナーを別れへと追いやっている人たち宛てに、ある別の男性から書かれたものだ。トムは自分の妻が出ていったことに戸惑っている。彼は自分が善人で、結婚もうまくいっていると思っていた。

＊

トムへ

あなたの直感が及ばなかったのは、ADHDに冒されたあなたの行動が周囲の人たち、とくにあなたのパートナーに影響を与えていたことではないでしょうか。私の一度目の結婚は、五年で終わりました。私には何もかも順調に思えていたのに、ある日突然、妻が出ていったのです。何年ものあいだ、なぜ彼女は出ていったのかと頭をひねり、いつも彼女のせいだと考えていました（私たちの友人もほとんどそう言っていたので）。

でもやっと今、あのころを振り返ってみて、彼女が出ていった理由がわかるようになりました。そのことが思い浮かんだのは、二〇年前に二度目の結婚をした女性とまた別れる寸前までいったときです。私は、自分は問題ない、いい夫なのだ、問題があるのは彼女のほうだと信じていた。離婚までいかずにすんだのは、私の行動が（もしくは行動しないことが）妻に悪い影響を及ぼしていたと気づき始めたからに他なりません。驚いたことに、この発見と自己認識が生まれたきっかけは、きわめて重度のADHDを持った（起業家やCEOには多いそうです）上司の下で働いたことです。私自身の行動を鏡に映して見ているようで、大変なショックでした。

怒りの爆発や噛みつくような反応といったものは、ADHDのある人たちの大半が気づかずにやっていることだが、当人と親しい関係にある人たちには大きな衝撃をもたらす……が、あなたの「直感」はそこには及ばない。自分の行動が周囲に与える影響をまったく把握できていないのだ。あなたに悪気があるわけではないだろうけれど、それでもあなたの行動は、愛する人たちにきわめてネガティブな影響を与えている。

二つめに、「悪い人」と、何気ない行動が周囲にネガティブな影響を及ぼす人とのちがいを理解しよう。あなたが自分の直感や、動機がよければ結果もよくなるという物の見方にしがみついていると、失敗は避けられないだろう。

＊

私は四〇代初めの男性で、結婚してから一二年になり、妻とふたりの男の子（どちらも小学生）がいます。けれどもこの数年間は怒りと、なぜ私も妻も幸せでないのかという苛立ちがたえませんでした。そしてとうとう、結婚カウンセラーにこう聞かれたのです——ダン、あなたは自分がADDだとは思いませんか、と。いつものように一カ月ほどぐずぐず引き延ばしたあと、やっと精神分析医の診察を受けました。そして二週間のうちにADHDだという診断を下され、今はストラテラを飲んでいます。まだわずか一週間ですが……一カ月ほど遅すぎました。今妻と私は別居し、離婚の手続きを進めています。その原因は……何年も放置されていたADHDでした。

不幸なのは……夫がADD／ADHDを持っていることを認めなかったり、自覚はあっても治療を受けたがらなかったりすることです。率直にいってこういう夫は、だれかに横っ面をひっぱたかれてでも、とにかく自分がＡＤＨＤであることを認められるようにならなくてはいけない。その「だれか」は、やはり自分がＡＤＨＤを持っていることを受け入れ、その影響を理解できている人であるべきでしょう。おたがいに愛し合って結ばれ、すばらしい子どもにも恵まれたふたりが、ＡＤＨＤのせいで何年も険悪になったあげくに離婚、というのはあまりに酷な結末です……

私が思うに、ひとりの男……ＡＤＤ／ＡＤＨＤのある既婚男性のほんとうの値打ちは、妻と戦うときではなく、自分のＡＤＤ／ＡＤＨＤと戦うときに現れるものです。愛情深く心の広い女性と争うことが勇敢なわけではない。自分のなかに巣くう強力で卑劣で性悪なＡＤＨＤと戦うことこそ、ほんとうの勇気なのです。この私のように、横っ面をひっぱたかれなくてはそんなこともわからない男は、他にもいるのでしょう。

第2部

夫婦関係再建の六つのステップ

「先延ばしにすることは、否認の最も致命的な形だ」

——ことわざ

もしかすると焦って意気込むあまり、最初のほうを飛ばしてこの項から読み始めようとしている人もいらっしゃるだろうか。気持ちはわかるけれど、やはりこの項を読み終えたところで、あらためて最初のパートを読み返してほしい。結婚生活のなかでＡＤＨＤに取り組もうとするなら、その現れ方を知っておかなくてはならない。「ああ、今ＡＤＨＤが外に出てきている、私はしばらく離れていよう」と考えられることは、あなたにとって強力な武器になる。

なぜ六つのステップなのか？　あなたが向き合おうとしている問題は、複雑で根深いものだ。これらのステップは、あなたがその問題を整理しながら、旅をするうえでのロードマップとなってくれる。

このステップをたどっていけば、夫婦相互の問題についての知見も、それにどう取り組んでいくかというアイデアも自分のものにできる。ＡＤＨＤの存在を認めれば、目的を定めたさまざまなアイデアを活用できる。たしかにたくさんのパターンがあるが、ＡＤＨＤは一人ひとりちがった形で現れてくるものだ（それもＡＤＨＤの治療や管理がきわめて難しい理由のひとつである）。その意味で、ＡＤＨＤの治療はある種の実験のようなものになるが、あなたの道のりもやはり、ＡＤＨＤをほどよく調節し、夫婦がともに満足できる一連の方法を見つけ出すための、実験の旅となる。あるアイデアがよさそうに思えたら、それを試して、どの程度効果があるかを測ってみよう。もしうまくいくようなら、それを続け、あなたの毎日の一部にする。うまくいかなかったら、同じテーマをめぐる別のアイデアを試してみる。

これから紹介するアイデアはすべて、あなたと同じ状況にある他の人たちに効果のあったものだ。それを私が見て、結婚生活を好転させるうえでとくに効果的だと感じられる順番に従って提示していこう。

なかには単純なアイデアに思えるものもあるだろうが、実際にやってみれば、あなたの思考法や行動に根本的な変化が生まれるかもしれない。たとえば、とげとげしい言葉遣いをきっぱりやめて、怒りの建設的なはけ口を見つけてほしい。ＡＤＨＤを持った人には、ある治療の方法を試してみるようお願いする。またあなたたちの関係に、今はまだ存在しない境界域と組織性を持ち込むようにしてほしい。

それはなぜか？　今のところ、あなたのやっていることが効果をあげていないからだ。ほんの小さな変化をつけることで、あなたの夫婦関係に存在するＡＤＨＤの問題の周囲をちびちびかじりとっていても、やはり効果はない。ＡＤＨＤの影響はそんなものではすまない。この戦いに負けて夫婦関係を破綻させてしまうか、勝ってコントロールするかのどちらかだ。そう、これは戦いなのだ。むざむざＡＤＨＤの犠牲になる必要はない。夫婦ふたりで力を合わせ、コントロール下に置くことができれば状況は好転し、もう一度望んでいたとおりのパートナー同士になれる。

ステップ1：夫や妻への共感を育む

「自分のパートナーにもその人なりの物の見方や、本人にとっては妥当な知覚があるということには、だれもが建前のうえでは同意する。しかし感情のレベルでは、その単純な事実をなかなか受け入れられないものだ」

——ハービル・ヘンドリックス
Getting the Love You Want

あなたとあなたのパートナーには、思っているよりもずっと大きなちがいがある。

あなたがＡＤＨＤを持っているとしたら、あなたはまずまちがいなく、自分のＡＤＨＤが非ＡＤＨＤのパートナーにどれほどの影響を及ぼしているかを過小評価しているだろう。あなたの症状はたしかにパートナーの生活を一変させた。そうした変化がどんなものか、またどんなふうに見えるかを知ることが、パートナーの振る舞いを理解するうえできわめて重要になる。

あなたがもし非ＡＤＨＤなら、もっと深い知見を得て、あなたのパートナーの毎日が苦闘の連続であることに敬意を払わなくてはいけない。これはあなた自身の振る舞いに変化をもたらし、より調和した関係へと向かうために必要なことだ。こうした共感を持てないうちは、ADHDのからんだ夫婦関係にありがちなわなに陥る危険性が高い――つまり、私のやり方はADHDを持ったパートナーのやり方より優先される、という思い込みだ。

そうした意識は声に出して言うまでもなく伝わる。相手ではなく自分のやり方を通せばいいのだ。そう、あなたのほうがたしかに効率的かもしれないが、でも夫婦関係の側面はそれだけではない。むしろ長い目で見れば、効率性は比較的重要でない側面といえる。例外なのは、共働きの親に頼りきりの小さい子どもたちがいる時期ぐらいだ。その子どもたちの安全を確保するうえで、効率性は大きな意味を持つ。これには、歩き始めた子どもが階段から落ちたりしないようにベビーゲートを買って取り付ける、まともな時間に子どもを寝かしつけることで昼間目が覚めていて事故にあいにくいようにする、といった例が含まれるだろう。

夫婦それぞれの経験をさらに掘り下げていく前に、ひとつ覚えておいてほしいのは、こうした投稿はどれも実際に危機にある人たちが書いてきたものであることだ。みんな結婚生活に苦しんでいて、その苦労が周囲への対処の仕方にも影響を及ぼしている。またそうした危機のために、ふだんは出てこない性質があらわになったりもする。よくある例は、ADHDを持った人が、何かをやろうとしても失敗したら妻や夫を失望させて(あるいは怒らせて)しまうと恐れ、マヒしたようになるというものだ。これは付き合い始めのころは問題にならないだろうが、今は毎日のやりとりからくるストレスが対処能力に悪影響を与えている。ここでは夫婦それぞれの経験のなかでも、危機の状態にあるときに理解しておくべき側面に焦点を当てているので、こうした夫婦独自のよさやすばらしい側面については触れていない。

これからあげるのは、危機にある夫婦たちの実例だ。彼らが描き出す光景は寒々しく冷え冷えとしている。だが絶望感が漂ってはいても、実際にそうした夫婦に望みがないわけではない。ただ、彼らがADHDで苦労している夫婦にふさわしい問題への取り組み方をしていないということだ。むしろ彼らがそれまで試してきたことの多くは、ADHDに対してほんとうに効果的な方法の対極にある。結婚生活におけるADHDは、決してあなたたちをわびしく望みのない状況に追いやるものではないことを理解してほしい（その意味では「注意過剰障害」のパートナーと暮らすのも同じだ——エドワード・ハロウェルはよく冗談で、ADHDでない私たちのような人間をそう呼んでいる）。どの夫婦にも、愛情と共感と幸せに満ちた楽しい人生を送れる可能性はあるのだ。

夫婦ふたりが経験することは、ひとつの尺度のなかに収まる。非ADHDの妻や夫たちはパートナーの振る舞いに混乱し、当惑してはいても、まだ怒りにわれを忘れる、絶望するといった段階には達していない。ADHDを持った人のなかにも症状が比較的軽い人や、症状をうまくコントロールできている人がいる。そんな人たちは、もうどうすればいいかわからない、ADHDを隠すといった悩みを抱えてはいないだろう。

なかには日常生活ではあまり「口に出さない」ような経験もあり、読んで驚かれるかもしれない。こうした証言がきっかけになって、危機にある夫婦の間で自分たちがそれぞれどんな思いでいるかという会話が始まり、パートナーの行動をもっとよく理解できるようになればいいと思う。

まず、ADHDのあるパートナーの経験をめぐる重要な概念をざっと頭に入れてから、毎日そうした経験をしている人たちの証言を読んでいこう。主に www.adhdmarriage.com. にあるADHDと結婚生活のブログから収録したものだ。

危機にある夫婦——ADHDのあるパートナーの気持ち

ＡＤＨＤの症状には尺度がある。私の夫のように、ある領域（たとえば仕事）ではとくに問題がなくても、別の領域（近しい人間関係）ではＡＤＨＤに悩まされている人がいる。その一方で、とくに症状の重い人たちは、ほぼあらゆる面でＡＤＨＤに苦しんでいたりもする。どちらの場合でも、ＡＤＨＤの影響が生活の一部に及んでいる人たちは、以下のような感情を味わっていることが多い。

- 自分は人とちがう。脳がしばしば突っ走り、他の人にはよくわからないか説明できないようなやり方で世界を経験する。
- ひそかに、あるいは目に見えるほど打ちのめされる。日常生活をコントロールされた状態で送るには、周囲には決してわからないほどの努力が必要になる。
- パートナーに従属している。パートナーが彼らを正しい方向に変えよう、家庭を取りしきろうとあれこれ務めるせいで、自分が無能力に感じ、しばしば「親―子」のダイナミクスが引き起こされる。多くの男性に言わせると、こうしたやりとりは男として非常に「萎える」らしい。
- 恥ずかしい。彼らはたくさんの恥を心に秘めていることが多く、しばしば空威張りや引きこもることでそれを埋め合わせようとする。
- 愛されていない、望まれていない。パートナーや上司などから「変わる」べきだと指摘されることで、自分は愛されていないという思いが強められる。
- また失敗するのが怖い。夫婦関係が悪化すると、失敗したときの罰の重さが増してくる。だが一貫性のなさというＡＤＨＤの症状のせいで、いずれは失敗することが予期されるために、試しにやってみようという意欲が薄れる。

・認められたくてたまらない。ADHDを持った人たちの最も強い心理的欲求は、どれほど不完全な存在であっても、ありのままの自分を愛してほしいというものだ。
・解放されたい。治療が効いて自分の生活をふたたびコントロールできるようになれば、「元に戻りたい」と思う人はまずいない。

ADHDを持つとはどういうことかを知るには、当時者の話を聞くのがいちばんいい。多くの経験者が頭が混乱する、頭のなかに音がする、雑音がひびくといった話をする。エドワード・ハロウェル博士はつぎのように説明している（8）。

雑音だらけのラジオを聴いているようなもので、何を言っているか聞き取るのに緊張しなくてはならない。嵐のなかでトランプの家をつくろうとするようなものだ。まず風から自分を守るための囲いをつくらなければ、トランプを立て始めることもできない。

またある意味では、つねにずっとターボチャージャーで動いているようなものだ。何か考えが頭に浮かぶと、それを実行せずにいられない。だがその最初の考えを追いかけている途中に別の考えが浮かび、今度はそちらに飛びつくが、当然のようにまた三つめの考えが浮かんで、そちらに向かわざるをえない。するとたちまち周囲は、おまえは支離滅裂だ、衝動的だなどと、あらゆるひどい言葉を浴びせ始める。だがこうした悪口はまったく的を外している。本人はほんとうに一生懸命がんばっているからだ。ただ目に見えないたくさんのベクトルにあっちへこっちへと引っぱられるため、ひとつの仕事をずっと続けるのが難しくなるだけなのだ。

それに加えて、いつでもエネルギーがあふれ出ている。指をとんとんたたき、足を踏み鳴らし、歌を口ずさみ、口笛を吹き、あちこちに目をやり、体をかきむしっては伸ばし、いたずら書きをする。それでまわりからは、ああ、注意を向けてないな、興味がないんだなと思われるが、ほんとうはエネルギーがあふれ出すあまりなかなか集中できないだけだ。私はじっと静かな環境にいるときよりも、散歩をしたり音楽を聴いたり、人ごみのなかにいるときのほうがずっとよく注意を向けられる……

ＡＤＨＤを持つとはどういうことか？　雑音がしている。気持ちがあちこちに、いたるところに飛ぶ。だれかがこう言ったことがある。「時間はすべてが同時に起こらないためにあるものだ」。時間がばらばらの細かな瞬間瞬間に分かれているため、私たちは一度にひとつのことしかやらない。だがＡＤＨＤの場合、そうはならない。ＡＤＨＤでは時間が崩壊する。時間はブラックホールになる。ＡＤＨＤを持った人には、あらゆることがすべて同時に起こっているよう感じられる。そのせいで気持ちが揺れ動き、パニックさえ生まれてくる。遠近感がなくなり、優先順位がつけられなくなる。いつも動き回り、世界が自分の上に崩れ落ちてくるのを防ごうとしている。

ハロウェルはＡＤＨＤ特有の感覚を見事に表現している。音がする、ひしめき合っている、いたずら書きをする、あふれ出る——それがＡＤＨＤのある人にとっては毎日の生活の一部なのだ。だが、さらに感情的な側面もあり、それはしばしば「あふれ出る」という表現よりも暗い意味を持つ。失敗することへのひそかな恥や不安は、長期間ＡＤＨＤの治療を受けていない人たちの大半を苦しめている（ひとつお断りしておくと、子ど

(8) Hallowell, Edward M., What's It Like to Have ADD?, c 1992. 著者の許可を得て引用。

ものころからADHDを管理し、ひとつの個性ととらえて成長した人たちは、そうした部分でもずっとうまくやれる)。つぎに紹介するADHDの男性は、自分の経験してきた恥の感覚を見事に表現している。

私は三三歳で初めて、ADDの診断を下されました……ADHDが私の自己イメージに与えた影響は、やせ衰えた拒食症の患者が鏡を見て、ああ太っている、体重超過だと思い込むのに似ていました。私の場合、成功しようがしまいが、自己評価や自分への認識は低いままです。自力で成功したとしても自分を褒めることはできないし、失敗したらやはり自分を責めずにはいられません。

三三歳で診断を受けたときは、これはやる気のあるなしや頭の悪さとは別の、脳の問題なのだとわかって、ひと月ばかり有頂天でした。そして理解を深めようと片っぱしから本や記事を読むうちに、私が自分の問題を克服するために何年も続けてきたやり方はまちがっていたとわかり始めました。私はただ、自分は正常だ、問題ない、ふつうの人間だというふうをよそおうために、むりをしてがんばっていたのです。でもそうした努力ややる気のあるなしが、私の無秩序さ、先延ばしぐせといった問題の原因ではないということを受け入れる必要がありました。そして薬の力を借りながら新しいスキルを身につけると、ようやくそれまでの幻想を追いやることができたのです。

私が懸命に守ろうとしていた幻想は、自分が正常だというものでした……でも心のずっと奥では、それがウソだとわかっていたのです。私は自分の恥を隠していました。他の人たちにそんなことはないと言われても、「頭の悪い怠け者」だと思っていたのです。仕事では、結果で判断されることをそれほど恐れてはいませんでした。自分の出した成果がよかったのか悪かったのか、最終的にどう判断されたのかもよくわかりませんから。自分がADDだと知ったあとも、ときどき以前に逆戻りして、自分が望むような結果をつねに出すことができなくなります。今でも、もう投げ出したいと思ったり、できるもんかと言いたくなることがあるんです。もうやめてやる！……自分の無価値さを世間に認めるより、逃げ出して隠れるほうがずっと楽だ、と。

ときには、たいていの人たちが当たり前だと思うようなささやかな日常を続けることにさえ、苦労したりもします。だいたい自分の靴下をろくに洗濯かごに入れることもできない人間に、緊急室に運ばれてきた重篤な患者の面倒を見られるでしょうか。四歳の子どもに服の脱ぎ方は教えられても、私には？　この三〇年間ずっと、親や教師、コーチ、同僚、仕事仲間、上司、兄弟、ガールフレンドから、もっとがんばりさえすればもっともっとやれる、そう聞かされてきました……。私が教えられたのは、自分を嫌いになること、最低限生き延びるための行動や適応の仕方だけです。

そしていつしか、自分のやっていることに確信があるふりをする達人になりました。ミスや課題のやり忘れ、ひどい成績をごまかすためにウソをつくことを知り、批判から自分のもろいエゴを守るために、自分以外の何かやだれかのせいにすることを覚えました。それがうまくいかず、エゴがまだ脅かされていると感じて、ときどき爆発することもありました――いきなり大声で騒いだかと思うと、つぎの瞬間にはまた落ち着いている。サボることも覚えました。「言い訳学」の博士号と「謝罪学」の修士号を取得しました。傷ついた動物みたいな態度をとって他の人たちの親切心を呼び起こし、自分ひとりでやらずにすませたこともありました。どれも健全ではなくても、傷ついた自尊心にとってはまったく理解できる行動だし、適応ぶりでした。

自分のＡＤＤのことを知ってからも、こうした習慣や感情は消えませんでしたが、自分に対する言い訳が空しく思え始めました。何が問題かがわかった今、他にも選択肢があることに気づいたのです。必ずしもがんばることではなく、やり方を変えることで結果を出せるのではないかと。

私は今、不快なもめごとを避けないように、事なかれ主義にならないようにと努め、もっと自分の意志を持つよう努めています――単に決断を先延ばしにして、他のだれかに責めを負わせるようなことはするまいと。相変わらず自分の殻に引きこもりたい、頭を使わない無意味な行動で気分をまぎらわしたいという衝動とは闘っています。以前はよく、その日に対処しなくてはいけないことを避けて、ネットサーフィンをしたり夜中に二、三時間もウォルマートの通路を歩き回ったり、本屋で一〇時間も立ち読みしたりしていました。今でもそういうことはありますが、時間制限を設けようと努めています。それでも車にガソリンを入れるのに二時間かかり、妻をイライラさせてしまったりしていますが。

この男性は自身のＡＤＨＤと隠された恥に向き合い始め、時間制限を設けるといった方法を取り入れて、自分に必要なものについては強い意志を持とうとしている。こうしたやり方は、とくに彼を傷つけているＡＤＨＤの症状を克服するのに役立つだろう。けれどもさっきの言葉をあらためて考えてみよう。「仕事では、結果で判断されることをそれほど恐れてはいませんでした。自分の出した成果がよかったのか悪かったのか、最終的にどう判断されたのかもよくわかりませんから」。もうひとつ同じような思いを伝えている言葉を引用しよう。「なんとか正しいことをやれたときでも、頭から消してしまいがちになります。たまたまそうなっただけだというように見てしまうんです」

一生懸命がんばってもいい結果が出るかどうか自信が持てないと、そう知りながら生きていくことがどれほどのストレスか想像してみてほしい！　治療されていないＡＤＨＤの現実は、非ＡＤＨＤのパートナーたちが経験してきたものとはまったくちがう。そのことはＡＤＨＤのあるおとなたちの多くが、難しい問題に取り組むときにどういった葛藤を抱くかを説明している。いい治療が効果をあげる理由のひとつは、ADHDのある人が生きるうえでの一貫性を改善するからだ。そしてときには生まれて初めて、自分が取り入れた治療と対処戦略のおかげで、がんばれば望ましい結果が得られ、努力が水の泡にならずにすむのだと思えるようになる。

非ADHDの妻や夫からよく聞かされるのだが、彼らはパートナーが「ADHDをまじめに受けとめて何かしら手を打とうとしない」ことに強い不満を持っている。それを意志や強さの欠如として見ているのだ。けれども私の見たところ、不安や引きこもりという対処戦略によって、マヒしたようになっている場合が多いのではないか。彼らは不安定なバランスをつくりだすことで、かろうじてこの世界で「やっていって」いる。なのにあまりうるさくされると、それが崩れてしまいそうに感じるのだ。また彼らがこれまで取り入れている対処戦略も最善のものとはいえない。非ADHDのパートナーがイライラするのも当然だろう！　あなたが難しいことに挑戦して成功するのに慣れているなら、症状に取り組み、自分の未来をいいほうに変えようとするのが論理的な選択となる。ところがADHDの治療を受けていない人にとっては、何もしようとせず、失敗のリスクを犯さないことが「論理的な」な選択になりがちだ。失敗の代償が大きく、結婚生活が破綻しかけているときには、「何もしようとしない」ことが次第に魅力的になってくる。もし失敗すれば、離婚など悲惨な結果になりかねないからだ。

かなりの割合の人たち、とくにADHDのある男性たちは、つねに「ばれる」ことが恐ろしくてならない。ADHDの人たちは結婚生活でほぼ例外なく、パートナーに愛されていないように感じるという問題を抱えている。総じて自分は「ちがっている」と感じながら、ありのままの自分を受け入れ、愛してほしいと願っている。これはもちろん、ADHDのパートナーに限った話ではない。だが、おそらく驚かれると思うが、非ADHDの人たちがどれほど悲惨な思いでいたとしても（当人たちがそう話すことが多い）、ADHDのパートナーはさらにひどい気分を味わっているのだ。でも彼らは、パートナーにそのことをちゃんと伝えようとはしない。

そうした証拠は、二〇〇二年にアーサー・ロビン博士とエレノア・ペイソン博士が行った予備的な調査からも得られる。これはＡＤＨＤに冒された夫婦では、どういった行動がネガティブな影響を及ぼすかを調べる研究だった。八〇組の夫婦に、自分は愛されていない、重要でない、無視されているなどの感情を点数で評価させた。すると驚いたことに、愛されていないという感情の強さを評価した数字は、ＡＤＨＤのパートナーのほうが非ＡＤＨＤのパートナーより高かったのだ！（９）

では、彼らがそうした感情をもっと率直にパートナーに打ち明けない理由はどう説明できるか？　私はある相談者にたずねてみた。その男性は典型的な「男らしい男」に分類されるタイプで、いかにも男性的な仕事をし、鹿狩りを楽しみ、ときには男友達とつるんで「ホラを吹き合ったり」もしている。かと思えば、妻を相手に深い話題で話をするのも好きだ。驚いたことに彼は、「男は自分の気持ちについて話すのは好きじゃない」といったようなことは言わず、かわりにつぎのようなことを私に語った。

ＡＤＨＤのある人間は、無視されている、愛されていないという感覚を、自分で口にするよりずっと強く感じていると思います。望みもしない秘密を抱えて歩き回っているようなものです——それが自分のめぐり合わせだと思いながら。愛されていない、重要でないという気持ちはめったに口にしません。たいていは自分で元気を出す方法を見つけています。だれもかわりにやってはくれませんから。おまえにはなんの意味もない、そういう運命だからだ、とついつい考えてしまうけれど、自分は不要な存在だという思いを隠しているんです。

私の夫も同意見だ。ADHDを補うだけのものがあったので、そうした気持ちがふくらんでいくことはなかったけれど、私との夫婦仲が悪化し、私が彼のまちがいを指摘したりがみがみ言うようになったとき、彼のなかに、ぼくは評価されていない、愛されていないという強い感情が生まれた。もちろん彼は、「愛されていない」という気持ちを私に話したことは一度もなかった。その意味を少し考えてほしい。非ADHDの妻が長時間をかけて、ADHDのパートナーに物事のちがったやり方を、そしてしばしばちがった在り方を教えようとする。最初のうちは、よかれと思ってそうするのだが、この「手助け」ですら「今のままのあなたでいてほしくない」という思いを強めるものなのだ。非ADHDのパートナーにとって共通のテーマは、「うちのパートナーが変わってくれさえすれば……」である。けれども習慣の変化は、その人が愛されていると感じ、安心して夫婦関係を続けていられるときに起こるもので、あなたたちが毎日のコミュニケーションの多くから伝えられるメッセージはその対極にある。

妻や夫が、自分は愛されていないと感じる瞬間〜トップ10（10）

- こちらの言ったことを覚えていない
- ろくに考えずにしゃべる

（9）Arthur L. Robin and Eleanor Payson, "The Impact of ADHD on Marriage," The ADHD Report, 10（3）2002: 9-14.

- 会話からふっと遠ざかる
- 苛立ちをなかなか抑えられない
- 用事になかなか取りかかろうとしない
- 用事をやり終えるのに必要な時間を少なく見積もる
- 散らかした跡を片づけない
- 家の雑用をやり通せない

これに加えて、ＡＤＨＤのあるパートナーがリストの上位に置くのは、「ずっと長いあいだ我慢していて、一貫性なく爆発する」「短い時間で多くのことをやろうとしすぎる」。非ＡＤＨＤのパートナーの場合は、「話しかけられても反応しない」「前もって計画を立てない」だ。

(10) Arthur L. Robin and Eleanor Payson, "The Impact of ADHD on Marriage," The ADHD Report, 10 (3) 2002: 9-14.

自分が評価されていないと感じていても、いや、むしろそう感じているために、ＡＤＨＤの人たちの多くはパートナーに受け入れられようと懸命にがんばっている。ある男性は、自分の妻を失望させないために、毎日頭の体操をしているのだと説明してくれた。

私はしじゅう――仕事場でも家でも、車のなかでも――これから何をするのか考えどおしです。私は妻の基準を尊重していて、それに合わせようとはするのですが、なかなかうまくいきません。いずれ失敗するのは目に見えているような気になってしまうのです。物心ついてからずっと「もう一度やってみて」と言われ続けるうちに、これはいつかきた長い道だとわかりました。この長い道はまるで終わりがなく、どこかでふと右折して別の道に入り込んでしまったように思えます。

もしあなたにADHDがあって、一度も治療を受けたことがないとしたら、この「いつかきた長い道」が人生そのものであるように思えてしまうだろう……けれども、正しい治療を受け始めさえすれば！　あるADHDの女性はこう話してくれた。妊娠したので、その間はADHDの治療をやめようかと検討している。治療を始めてから自分の人生は変わった。今はちゃんと暮らせているので幸せだし、複雑な仕事をする勤め口にも就けるようになっている。だから以前の自分には戻りたくない。あのころは毎日カゼをひいているようだった

ADHDを抱えているのは、カゼをひいたのに仕事に出なくてはいけないときのようなものです。出勤して仕事に取りかかっても、一分一分が苦労の連続。まともにものが考えられず、やっていることをしょっちゅう忘れてしまう。五分ごとにミスをしては、自分自身にカツを入れて、なんとか続けていく。薬なしで働くのは、私にはそういう感じなんです。赤ちゃんを生むのに一年以上もそうしなくてはいけないと思うとぞっとするし、実際にやるとなるととても耐えられません。

治療の見通しが立った今、この女性は自分の新しい人生を、「カゼをひいて」いた時期とはまったくちがっ

た見方で見ている。あれは無用な苦痛と努力だったと感じ、今はそのころに戻ると思うとぞっとする。けれども、妊娠期間中に興奮薬を飲めばどうしても胎児への危険がゼロではなくなるため、難しい決断を迫られているのだ。

ＡＤＨＤの治療次第では、人生を以前よりも明るく見られるようになり、自分のＡＤＨＤがプラスだと考えられるようになることも多い。私の娘の証言を紹介しよう。今はもう大学生だが、小学五年生のときからさまざまな取り組み方でＡＤＨＤの治療を続けてきた子だ。

ＡＤＨＤを乗り越えなくてはならないのは、たしかにいろいろ大変です。私は最初のころ、なかなか頭のなかが整理できませんでしたが、たくさん試行錯誤をして、どのやり方が自分にいちばん合っているかを見つけました……どの友達よりも勉強に時間をかけ、身の回りをまとめる必要があったのです……ＡＤＨＤとの付き合い方を学んだだけでなく、それが私というありのままのひとりの人間にとってすごく大事なんだと思えるようになりました。私がクリエイティブで、人とはちがった物の見方ができる大きな要因だということです。そういったこともぜんぶＡＤＨＤのおかげで、今の私にとってすごく大事な、ポジティブなものなんです。だからもうＡＤＨＤでなければよかったなどと思ったりはしません。

私の娘は行動療法と薬物治療によって、秩序づけの問題をコントロール下に置くことで、自分の選んだ人生を送り、全国でもトップレベルの高校で（今は大学でも）いい成績をおさめられた。

もしあなたが結婚生活の苦闘のただなかにいるとしたら、ＡＤＨＤはすべからく悪いものだというように感じているかもしれない。でも私の考えでは、ＡＤＨＤはそもそも最初にその相手を魅力的だと感じる理由の大きな一部なのだ。階層化されていないADHDの脳は、物事を新たな見方で眺められ、それが創造性や起業家精神を呼び起こす。ADHDを持った人たちの多くが持つエネルギーや奔放さ、喜びには感染力がある。ある非ADHDの妻が言っていたことだが、「私たち夫婦の問題のことを考えてるときは、いつも思い出そうと努めるんです。私の夫は、ウォルマートの通路でいきなり歌い出し、私をひっぱって踊りだしたあの男性と同じ人なんだって」。逆境を乗り越えていく力も、ADHDのポジティブな特性だ。失敗からのすばやい立ち直りは、付き合い始めのころはすばらしく魅力的だっただろう――それが今は災いして、パートナーが自分たち夫婦の問題を気にもかけていないように映るのだけれど。

この本の後半では、あなたたち夫婦がそれぞれに自分を周囲から隔てる「境界域」を強固にするように勧めている。これはあなたたちがADHDのパートナーのものの考え方ややり方を真剣に受けとめるうえで欠かせないものだ。すべてに敬意を払うのは望ましいと同時に難しいことだけれど、それがADHDのパートナーをほんとうの「パートナー」の地位へ押し上げる。また、あなたのパートナーが成功を迎えるような雰囲気をつくりだす重要な要因にもなる。

ADHDを持った人物が暮らしていく環境は、その当人が成功し、ずっと行き詰まらず、ADHDの症状をつねにコントロール下に置くために不可欠な要素だ。つぎのふたりの人物の経験を比べてみてほしい。ひとりは、「生まれつき我慢を知らない」妻といっしょに暮らしている男性。もうひとりは新しい、いささか変わった対処戦略をとりながら、いつもいっしょに笑ってくれる夫と暮らしている女性だ。

私はほとんど毎日、軽く方向感覚をなくした状態でいます。手元にやることのリストを持っていないと、何も片づきません。何かをまちがった場所に置くたびに、妻に頭を食いちぎるぞというような顔をされ、さんざんなじられる……私は両手にかなり問題があります。私はひどく重いADHDで、妻は生まれつき我慢を知りません。初めて出会ったころは、いっときも別れていたくないほど、すばらしい時間でした。でも今は、責任があとからあとから押し寄せてきて、ぜんぶやり通せなくなってきました。妻は薬を飲めばと言いますが、私がどんな経験をしているかわかってはいないでしょう。……アデロールをもう一カ月ほど飲んでいますが、効果はありません。それでいささか気がめいり始めています。妻が私から主導権をぜんぶ取り上げ、私がどれほど無責任かを遠慮なく言いたてるものですから。イライラが高じてそう言ってるだけだとはわかっていますが、やはり応えます。もう少しだけ時間をくれさえすれば、いろいろなことも処理できるようになる、そう伝えようとしてきました（たとえば、家に衛星を使った新しいインターネットを引くというとき、私は係の人間にあれこれ質問をしました。でも妻はフンと鼻を鳴らして目をぐるりと回し、こんな長い時間のかかる話はあなたにはむりよと言うのです。私に時間がいるのは、なんでも徹底しないとやったことにならないと感じてしまうせいです。家の掃除もずいぶんやってるし、皿洗いも一度にたくさんできますが、妻は私のやることの速さというか、速くないことに感心していないようです。今では「怠け者」とレッテルを貼られています。その言葉の意味がなかなかわかりません。汗をかきながら床掃除もするし、洗濯のときには水を飲まずにいられないほどだし。がんばってます。自分ではたくさん仕事をしてるつもりです。ばかではないんです。妻は同じことをずっと速くやっていますが。それに私は、ＯＣＤ（強迫性障害）か何かのせいなのか、皿洗いをするのも外科手術のように、物差しと拡大鏡がほしくなるんです。

リストも試してみていますが、ふたりともすぐなくしてしまいます。カレンダーはいつのまにか壁から消えているし。キッチンタイマーには何度か助けられました。携帯端末はややこしくて使いこなせない。

薬はちゃんと効いていないようです。昨日何を食べたかも覚えていられません。妻は私の気が散りすぎるところを嫌っています。私は妻の時間に細かすぎるところが嫌です。妻から何もできないと思われているので、家のことは何ひとつ決められない……自分をどうすればいいのか……注意が長続きしなくて、時間の管理も下手で、しょっちゅう「覚えてない」と口にしてばかりで。妻はそれに付き合えるほどの我慢強さも寛容さも、時間も持ち合わせていません。

この男性は、状況を改善しなくてはならないこともわかっているし、自分のじゃまになっているADHDの症状についても、少なくとも一部はよく理解している。それでも行き詰まって身動きがとれない。投薬は効いていないし、効果のある薬を進んで探そうともしていない状態だ。家まわりの用事はやっている。インターネットのサービスを申し込んだり、床を掃除したり、皿洗いをしたりといったことだが、妻は彼が自分なみの速さで（またおそらく自分と同じやり方で）やるのを期待しているせいで、それが成功体験になるかどうかはおぼつかない。彼が役に立っているときでも、ポジティブな評価をもらえていないからだ。このふたりがはまり込んでいるサイクルから抜け出すには、ADHDの専門家から結婚カウンセリングを受ける必要があるだろう――こうした専門家は、夫のADHD治療の効果を高め、妻自身が夫婦の問題に果たしている役割を理解できるようサポートしてくれる。

もうひとつの例を紹介しよう。

私は四二歳で、ADDを持っています。薬を飲み始める以前には、時間の概念がなく、夫からはのんびり過ぎると言われていました。家事をするときも、どんなときでも。そう言われるととてもひどく傷つくんです。でも薬を飲み始めると、時間の概念がよく理解できるようになりました。以前はどれだけ時間がたったかもわからなかったんです。薬を飲み始めてからは、掃除をするのも楽しみになりました。キッチンの片づけをするあいだ、オーブンの上にタイマーを置いて、自分相手にゲームをします。制限時間は一五分。夫が、何をやってるんだと聞いてくると、「一五分間でどれだけ片づけができるかを見ながら、記録を破ろうとしてるの」と答えるんです。彼もこのアイデアを気に入ってくれました。

この女性は、以前はもめごとの種だった分野、つまりほどほどの時間内に何かを片づけるという課題を、投薬と新たな対処戦略、夫からの精神的サポートによって克服できるようになった。自分が雑用をこなさなくてはならない状況に、楽しくてやる気の湧く、独自の方法で取り組んだのだ。これは投薬のおかげで、創造的できわめてパーソナルな問題解決の方法が可能になるといういい実例である。この女性はいきなり非ＡＤＨＤの人と変わらなくなったというわけではないが、自分に効果のある方法をつくりだすことができた。以前は自分をひどく苦しめていたものを新たにコントロールできるようになり、とても喜んでいる様子だ。「無知」といった言葉も笑いながら屈託なく使えるのは、夫が彼女の変化を認めているからでもある。

私はＡＤＨＤのパートナーのどこを愛しているのか

自分の夫婦関係のポジティブな面を思い出すことが、前へ進むうえでの重要なステップになる。非ＡＤＨＤの妻が夫のどんなところを愛しているかの一例を紹介しよう。

夫はなんでもゲームに変えてしまえるんです。ＡＤＨＤ関連の本や記事はネガティブな面ばかりを取り上げたものが多く、ＡＤＨＤの人たちがとてもクリエイティブだということを忘れてしまいがちでしょう。うちの子どもたちがどんなに興奮したりかんしゃくを起こしても、夫はそれをゲームに変えて子どもたちを巻き込んでしまうんです。

子どもたちにはすごくいい遊び相手でしょうね。本人も子どもみたいなものなので、同じ目線で遊べるだけでなく、この子らが小さいのはほんの一瞬のことなのだ、その短いあいだに、ママはぼくらが遊んでいるときに家事ばかりやってたというふうに記憶されたくはないと思わせてくれる。彼が遊んでる様子を見ると、私も自分のなかの子どもともう一度つながれる気がします。

＝

夫はとても愛情が豊かで、背中を軽くたたいたりハグしたりはいつものことだし、そういうことをしてとお願いすると、やりかけていたことをぜんぶ放り出してくれるんです。

＝

週末になると彼は、私が朝起きたときにコーヒーをいれてくれます。私の「朝の不機嫌」も黙って受け入れ、起きてから小一時間ひとりでぶつぶつ言っていても、聞き流してくれる。私のとりとめもない細かなことにかける情熱も共有してくれる。私のおかしな気まぐれも問題にせず、励ましてさえくれる。毎日を面白いものにしようとする彼の姿勢のおかげで、私も毎日をポジティブな意味で面白く過ごせています。

＝

夫の愛する力、許す力はとてもすばらしく、私たちみんなにとっての財産です。なんでも楽々とこなすことができ、どんな状況でも柔軟に対応できる彼の能力は、ほんとうにすごいということがわかりました。私が何か新しいことをやってみたいと思うと、自分もそれに乗ってやってくれようとする。新しい冒険を探すのが大好きな彼のおかげで、私たちの毎日は面白いことの連続です。

＝

私がＡＤＤの強みだと思うのは、「立ち直る力」です。私の夫は、ひざをすりむいた子どもがアイスクリームを一カップもらったみたいに、あっという間に痛みから喜びへと頭を切り替えられる。彼が悪いことを忘れてしまう早さには、いつも驚かされます！

＝

私は夫の一風変わったユーモアのセンスが大好きです。私自身が育った家庭も、ただ毎日冗談を飛ばすというだけでなく、いろいろな面でユーモアを大切にしていました。私は物事をちょっとまじめに受けとめすぎるところがあり、なんでも笑い飛ばしてバランスを保ってくれる彼のセンスはありがたいものです。でも何より好きなのは、彼が退屈でないということ……。結婚して三五年になりますが、夫は今でも私にとって興味の尽きない対象なんです。実際、皮肉だなあと感心してしまいます。何がって、もし彼がＡＤＤでなければ、私はきっとここまで彼にひかれなかったでしょうから!!……何年か前に夫と別居していた時期も、私は別の男性とデートしようなどとは思いもしませんでした。私が知るなかで、夫の半分でも興味深い人はひとりもいなかったのです。

ADHDのある人の経験は、非ADHDの人とはまったくちがうので、非ADHDのパートナーはそれを理解しようと努めることが大事だ。ADHDの人は世界をちがった見方で眺め、問題をちがったやり方で解決し、他人からまったくちがったやり方で扱われる。彼らが毎日味わっている苦労に、非ADHDのパートナーは共感を、そして忍耐を示すべきなのだ。

ADHDとともに生きるのが大変だとはいえ、ADHDのあるパートナーを哀れむよう勧めているわけではないし、パートナーのADHDのために自分の生活を隷属させるように言っているのでもない。ただ、ADHDの人たちにはきわめて切実なちがいがある。彼らの日常は非ADHDのパートナーが思うよりも、またADHDのある本人たちが認めるよりも、よほどきびしいものだ。彼らの毎日は、とくに小さな子どものいる家庭といった自分の強みを生かせないような立場に置かれた場合、容赦のない難題の連続となる。それが悪意や怠惰さ、卑劣さの現れではなく、頼まれたことをやろうという気持ちに欠けているわけでもないことを、非ADHDのパートナーは理解しなくてはならない。もし彼らが「やろうとは思ってたんだ。つい忘れちゃって」と言うなら、「忘れた」という言葉より「やろうと思った」という言葉を重く受け取るほうがいい。ADHDのある側も、その言葉を重く受けとめる必要がある。ADHDであることは、何もしない状態を続けるための口実ではない。特定の治療を行い、また習慣を変えることで、当人が人生を立て直せるということを示す診断なのだ。目標は非ADHDになることではなく、あなたが自分で選んだ夫婦関係や人生で幸せになることなのを覚えておいてほしい。

ADHDのパートナーと話をしよう。ADHDがあるのはどんな感じなのかとたずねよう。たえず批判を受けている彼らの隠された恥や不安、困惑などを知ったら、きっと驚くだろう。そうした会話から、あなたが自分の愛情と期待を伝えられ、あなたたちふたりにとって満足できるような方向へと進んでいけるかもしれない。

エクササイズ：あなたのADHDについての手紙を書く

ADHDのパートナーの立場から

パソコンか白い紙の前に座って、あなたのADHDやこれまでの経験についてのブレインストーミングを始める。あまり整理されていなくてもかまわない。むしろ私は、このエクササイズを「ADHDのトーンポエム（音詩）」と呼びたい。音楽や絵画に似た感覚で、あなたのADHDの経験やイメージを言葉にしてとらえるものだ。あなたのパートナーあての手紙を書き、自分がADHDとともに生きるのはどういうものかを記して、心の準備ができたら、それをパートナーに渡す。このエクササイズでは、あなたやあなたの経験だけにしぼり、パートナーや結婚生活のことは書かないように。少し時間がたち、これがきっかけで意味のある会話が始まれば、夫婦関係のことに焦点を当てられるようになる。

非ADHDのパートナーの立場から

これはきわめて重要な議論の始まりとなる可能性がある。あなたのパートナーが書いてよこした問題に対して、「解決策」を提示してはいけない。パートナーは何かの言い訳をひねり出そうとしているのではなく、自分の経験をあなたに打ち明けようとしているのだと考えよう。あなたのアドバイスを得るためではなく、あなたに知ってほしい、自分をきちんと評価してほしいと思って書いているのだと。あなたも心をオープンに、いろいろ質問をして向こうの気持ちを探り、自分のことや結婚生活ではなく、パートナーに焦点を当て続けるようにする。それがすんだら、必ず「ありがとう」と言おう。会話のきっかけをつくるのはときとして大変なことなのだから。

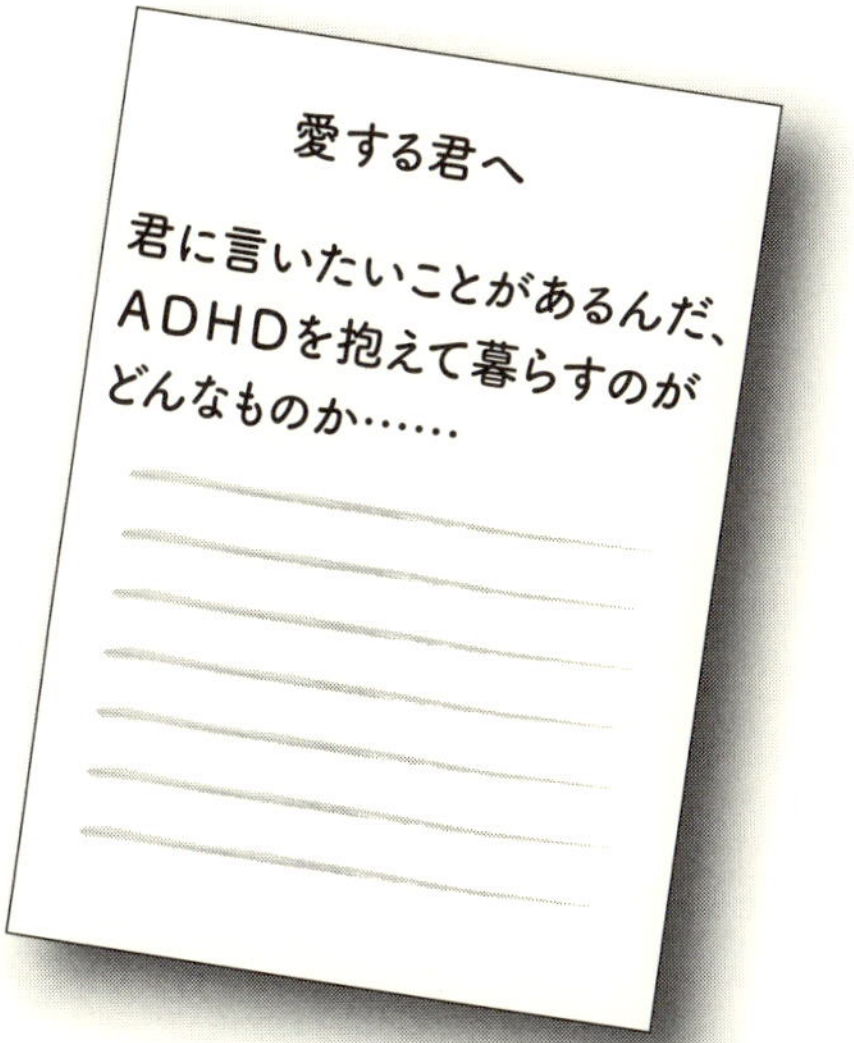

結婚生活が危機にあるとき〜非ADHDのパートナーはどう振る舞うか

ADHDのある側は、非ADHDのパートナーの経験のどういった部分を理解する必要があるだろうか？何より重要なのは、ADHDはあなたが想像する以上に、非ADHDのパートナーにも影響を及ぼしているということだ。ADHDの症状は夫婦のどちらにとっても切実なものだが、その受けとめ方は異なる。かりに最近まであなたにADHDがあることがわかっていなかったとしても、その診断を受ける前からあなたはすでに、ADHDの症状に対処していたはずだ。もしそうでなくても、非ADHDのパートナーは対処していただろう。ADHDの症状がもたらす影響は、非ADHDのパートナーにはなじみのないものだ。つまり彼らは、あなたが自分の人生に加わってきてから、そうした新たな難しい経験をし始め、それをあなたという人間に結びつけているのだ。

ADHDの夫と暮らす非ADHDの妻の感じ方は、「少し問題がある」から「どうしようもない」までの範囲にわたっている。この尺度のまだ軽いほうの端にいるのは、付き合い始めのころのように夫が注意を向けてくれなくなり、驚いて不機嫌になっている妻だ。彼女は自分たちふたりの気持ちを重ね合わせようとしながら、不満を感じているかもしれない。もう一方の重いほうの端にいるのは、夫には果たせないと思える責任を背負い込んですっかり押しつぶされている妻。夫といっしょにいるとき、彼女は自分を嫌い、夫のことも嫌っている。たえず怒りをくすぶらせ、礼儀正しい会話もできず、寝室に近づくたびに不安と憤りに駆られる。私も五年ほど前、これと同じ段階にいた。でもこの状態から、健康で幸せな結婚生活に戻ることは不可能ではない。

概して非ADHDのパートナーの経験は、幸福感から混乱、怒り、そして絶望感へと進んでいくことが予想できる。全般的に見て、非ADHDのパートナーはつぎのような感情を持つことが多い。

・孤独感。ADHDのパートナーの散漫性がひどくて注意を向けてくれない。
・望まれていない、愛されていない。注意を向けられないのは、散漫性のせいではなく関心がなくなったせいだと解釈される。ここからわかるように、夫婦関係でいちばん重要なのは、パートナーから「大切にされる」こと、注意を向けられることなのだ。
・怒り、感情の遮断。怒りや憤りはADHDのパートナーとのやりとりの多くについて回る。この怒りはつながりを断つという形で表されることがある。非ADHDのパートナーは、そうしたやりとりに伴う怒りをコントロールするために、それを封じ込めることで感情を遮断しようとするのだ。
・ストレスが頂点に達する。非ADHDのパートナーは家族に対する責任の大半を負っていて、緊張をゆるめられないことが多い。ADHDのあるパートナーの一貫性のなさのために、いつ倒れてもおかしくない状態なのだ。
・無視され、気分を害する。非ADHDのパートナーにとっては、今何をしなくてはいけないかが「あきらか」なのに、そういうときほどADHDのパートナーは、こちらの感じ方やアドバイスどおりに行動しようとしない。それがどうにも不可解だ。
・怖くなる。非ADHDの妻や夫は、自分たちの子どものことで不安を覚え、注意散漫なパートナーのせいでわが子が傷つけられるのじゃないか、また自分にとっても今の苦しい毎日が続いていくのじゃないかと心配になりがちだ。そして、これまでどおりにはとても続けていけないと思い、離婚さえ考えたりもする。
・疲れはてる。非ADHDのパートナーが多くの責任を背負いすぎ、どれだけ努力しても夫婦関係の溝を埋められないと感じる。こうした感じ方には男女差があるようだ。非ADHDの夫の場合、ADHDの妻の整理下手もあまり自分がカバーしようとはせず、疲れる度合いも少ない。また比較的早いうちに離婚の段階へ進もうとする。

・欲求不満に陥る。非ADHDのパートナーにとっては、同じ問題が何度でもくり返されるように感じるかもしれない(一種のブーメラン効果)。これはなじみのない経験だ。以前は問題があってもだいたいうまく処理し、つぎの問題に移ることができたのだけれど。

・絶望感と悲しみ。たくさんの夢が棚上げにされ、困難続きの日々の生活に深い悲しみが浸み込んでいく。

非ADHDのパートナーの心境がどう推移していくかを見れば、ADHDのある側が、自分のパートナーはだんだん悪いほうへ変わっていったと感じる理由が説明できる。それでも、非ADHDのパートナーが経験したことに目を向ければ、なぜ今は以前とちがっているかがわかるだろう。

　夫が三〇代の後半になってからADHDが「ぶり返し」始めたとき、初めはひどい戸惑いの連続でした。以前はいつも思慮深かった人が、ひどく無思慮で自己中心的になってしまったのです。どんどん一貫性もなくなっていく。私は何がどうなっているのかさっぱりわからず、心配で胸がつぶれそうでした。彼のそうした振る舞いがさらに目立つようになり、「不注意」と「思慮のなさ」がエスカレートしていくと、物理的な面でも経済的な面でも、本人や子どもたちにまで危険が及び始めたのです。そのうち、彼の振る舞いがなぜ変わってしまったのかを心配するのはやめました。彼と子どもたちの安全や将来のことが恐ろしくてたまらず、それどころではなくなってしまった。怖くてしかたがないのよと彼に訴えても、反応はいつも同じで、君たちを傷つけるようなことはしないと言うばかりでした——自分の怠慢のせいで私たちを傷つけていることがわからなかったのです。

私の不安はやがて怒りへと進んでいきました（泣くかわりに腹を立てるようになったのです）。彼の問題のある振る舞いのことで、さんざん話し合いをしました。私がどれほど胸を痛めているか、子どもたちにどんな影響が出ているか。なのにまだ同じことをし続けるんです！　まるで何も聞いていないか、何も考えていないみたいに。すごく無責任に思えて、腹が立ってしかたありませんでした。私が大声を出せば、彼がもっとちゃんと聞いて、もっと考えてくれるんじゃないかとも思った。それでどんどん大声を出すうち、怒りもどんどんつのっていきました。

最近になって、夫がやっとＡＤＤだと診断されたのです。いろいろな理由から進歩は恐ろしくゆっくりで、私は気持ちが落ち込みました。現実にはあるはずがないとわかっていても、魔法の解決法がほしいと思った。家庭生活が二度とうまくいかないんじゃないかと、絶望した気分で長い時間を過ごしました。それにとても孤独でした。私が立ち向かっているものをだれも理解してくれない——夫の家族はそんなはずないとぜんぶ否定するし、私の家族はまるでぴんときてないようだし。友達も夫のことを知らない人はひとりもいないし、彼は人前ではとても魅力的なので（彼の困った行動を見せられる機会はずっと少ないですから）、私が何に立ち向かっているかをだれもわかってくれません。

やっと解決策が見つかるまで、私は自分の人生がどうしようもなくズタズタにされたような気分でした。でも、人生は自分の期待を実現させるだけのものではないですよね！　私はこれまでずっと、自分で生計を立て、一部の人たちのために何かをしながら、自分には大勢の人の役に立てる特別な能力があると考えていました。なのに、できるはずのことをほとんど成し遂げられていないように感じ、悲しい思いをしていたのです。今では、たくさんの努力とよく効く薬のおかげで、また幸せな結婚生活に戻りました。前よりも強くなったし、賢い人間にもなれたと思っています。ただそれでも、傷口はずっと残るでしょう。

あなたが非ADHDの妻なら、こうした感情の推移にはとても親しみがあるのではないだろうか。この推移は、ADHDのある症状に応じて起こる――夫の散漫性が心配を呼び起こし、それから不安になるのだ。注意散漫とコミュニケーションのない状態が続くと、妻は怒りに駆られ、夫の注意を引きつけようとして大声を出すようになる。これは診断と治療を受けていないADHDの、「行動―反応」のサイクルのいい実例だ。それでも、この夫婦が今また幸せに暮らしているというのは朗報といえる。そしてこの妻にとって最後の一歩は、自分が他の人たちの役に立つという夢をもう一度かなえ、さらに大きな達成感を得て、自らの人生をほんとうにかけがえのないものに感じられるようになることだ。

孤独感は、非ADHDの経験のカギとなる要素だと、私はさっき言った。この孤独感の源はたくさんある。ADHDの散漫性のために、非ADHDのパートナーが、無視されている、愛されていないと感じてしまうこと。非ADHDのパートナーが、妻や夫の協力もないまま、不釣合いなほど大きな責任を背負い込むこと。何度も同じパターンがくり返されるために、ちっとも話を聞いてもらえていないと感じること。また家の外部に、実際に起きていることを見通せる人がほとんどいないこと。そしてセックスがしばしば途絶え、コミュニケーション不全に拍車がかかること。

この怒りと憤りの問題は、今の私たちそのものです！　これまで何人かの人たちの投稿で、ADDのパートナーにはセックスの衝動がないという話を読んできましたが、でもそれが逆の場合はどうなんでしょう?? 私は最近、セックスにほとんど興味を持てません。大きな子どもの世話をしているように感じるんです。母親（それも怒りんぼのお母さん）みたいな気分でいたら、色っぽい雰囲気になれるわけがないでしょう。結婚してから五年半ですが、これほど寂しい気持ちになったことは記憶にありません。

孤独感は、結婚した相手が「自己充足している」ように見えることからくるのかもしれない。ADHDのある人の特徴は、ほとんどいつも「自分の世界に入り込んでいる」ことだ。こうした態度は夫婦の間に距離をつくり、非ADHDのパートナーに孤独感を味わわせてしまう。

私はときどき悲しみに打ちのめされ、もし夫がADHDでなければこうだったろうと思える夫婦の関係を悼むような気持ちになります。彼のことは心から愛しているけれど、もし彼がADHDでなかったら、私たち夫婦の、私の人生はどれほど楽だっただろうかと思ってしまうんです。ふたりで暮らしているのに、日常の雑事を忘れずに片づけ、将来の目標を設定し、自分を律しているのはひとりだけというのは、とても寂しいものです。

ADHDでないパートナーは、家の実務を管理できる力はあるだろうが、それをひとりでやり続けるストレスは、怒りや傷ついたという感情、そしておたがいの断絶を生み出す。もうひとつ感動的な証言を紹介しよう。

私たちが同棲を始めてから五年、結婚してから四年になります。子どもは四人です。私の連れ子（一四歳）、彼の連れ子（九歳、ADHD）、それに私たちの子ども（三歳）。夫は私にとって四二歳の子どもです。彼と出会ったころ、私には趣味や好きなことがたくさんありました。でもそんな習慣もほとんどなくなってしまった。一家の稼ぎ手はだいたい私ひとり。今はほんとうに私だけです。それに家事と子どもの世話、毎日の雑用の九五パーセントを私がやっています。とにかく時間がなくて、自分の趣味はあきらめました。しばらくはひとつだけでも続けようとしたのですが、それには週一度、夜にダンスのレッスンをしなくてはいけない。でも子どもたちをベビーシッターにあずけても、夫がちゃんと時間どおりに迎えにいかないせいで、ベビーシッターとの関係がこじれそうになり、結局あきらめるしかありませんでした。夫は自分の趣味を変わらず続けていて、だいたいコンピュータをいじっています。

こういう関係を私がどう感じているか、言いたいことはたくさんあります。本が一冊書けるぐらいに。悲しみ、怒り、どうしようもない不満、精も根も尽きはてた感じ。それがみんな、深い深い悲嘆の底から現れてくる。自殺してしまいたいという気持ちも湧いてきますが、子どもたちや両親のためにそれはできないし、夫がひとりでチビたちの子育てをするなんて想像もできない。そんなことを思うだけでぞっとして、何があろうと生きていかなきゃという気持ちになります。

何ひとついいことがないわけではありません。夫はやさしくて、とても親切で人当たりもいい人です。そういう人でなかったら、もういっしょに暮らしてはいなかったでしょう。今でもふたりで楽しむこともあります。最初の一年目の喜びや情熱がちらりとよみがえることもあります。ADDの夫との暮らしは、雨がちな気候のなかで生活するようなもの。ほとんどいつも灰色でわびしいけれど、たまに太陽が顔を出して、世界が美しいきらめきに満ちるのです。

ADHDに接しながら生きることの矛盾は、とても重要なテーマだ。その矛盾のせいでADHDのあるパートナーは自分の能力を信じられなくなり、その影響は非ＡＤＨＤのパートナーにも及んでいく。もしあなたのパートナーがベビーシッターのところへ子どもを迎えにいくかどうか信用できないとしたら、毎日その問題が片づくまで、あなたは大変なストレスにさらされることになる。いつあなたが、パートナーがやり通せなかったり忘れたりしたことの「尻ぬぐい」をするはめになるかしれないのだ。だから非ＡＤＨＤの妻は少しもリラックスできない。そしてパートナーを信用しなくなる。夫の意図はいいものだとしても、治療されていない（あるいは治療の足りない）ＡＤＨＤのために、その意図が行動に移されるのが阻まれるからだ。

いつも気を張っていなければならないうえに、雑用や半端仕事のほとんどの責任を負わされていれば、疲れはててしまうのもむりはない。もしあなたがＡＤＨＤを持っていて、非ＡＤＨＤのパートナーがことあるごとに嚙みついてくるとしたら、それにはおそらく二つの理由がある。あなたのパートナーが疲れきっているから、そして嚙みついたりどなったりすることがあなたの注意をひくのに最も効果的な方法だからだ。

非ＡＤＨＤのパートナーが苦しむ理由のひとつに、自分の身に起きていることをほとんどコントロールできないという点がある。たしかに、もっと穏やかな反応もできるだろうし、実際するべきだとも思う。しかし彼らの人生の方向性は自分自身でなく、パートナーのＡＤＨＤ、そしてそのＡＤＨＤをどれだけ効果的に管理できるかどうかに左右されてしまう。そう考えるとつらいのは当然だ。ＡＤＨＤのパートナーがいまだにＡＤＨＤが大きな問題であることを否認しているとしたら、そのつらさは何倍にもなる。

私の夫はスーパーマンです。カッコよくてやさしくてロマンティックで、気前がよくて仕事熱心で親切で、思いやりもあります。なのに彼のＡＤＤが強く出てくるような問題にぶつかると、そのすばらしいところがぜんぶ消えてしまう。たとえばこんな具合です。Ａという状況が生じ（ちょっとした問題から大きな問題までなんでも）、そこで彼はBという行動を、私はCという行動をしなくてはならなくなる。私がしばらく彼の注意を向けさせられれば、ふたりともやるべきことをやろうという結論に達し、私はCの行動をする……でもそのうち彼の考えがよそに移り、別のことを始めてしまう。私があとでBのことを指摘すると、わかった、やるよと彼は言う。長い時間がたってから、その問題のことをまた持ち出すと、じゃあ時間を見つけてやるよと不服そうに言い、前にやるなんて言った覚えは絶対ないと怒るか、むっとして黙り込むか、もう別れようなどと脅してくるんです。その結果、私があきらめて問題をそのままにするか、（もしできるのなら）自分でBをしなくてはいけなくなる。結婚生活で「自分の」仕事だけでなく、「彼の」仕事までさせられるのはすごく不満です。

毎日そんなことのくり返しだとしたら、私がどれほど嫌になるかわかってくださるでしょう。成長しない小さな子どもといっしょに暮らしているようなものです。可愛くてすてきでやさしくて、がんばり屋の子ども――でも現実のことや、結婚とはどんなものかということにはひどくおかしな見方を持っている。そして（やはり障害のせいで）どんなときでも自分がやりたいと思うことだけをやり、周囲を犠牲にして「最高の」ものばかり探そうとする。

これだけはいくら強調してもしきれないことですが、それが彼個人の性質というわけではありません。むしろ彼のほんとうの性質とは真逆です。でもADDが支配すると――そういう場面がだんだん増えてきているみたいで――彼はその内側のどこかにとらわれたようになり、私はその外側で、まったく別の男の人に相対さなくてはならなくなる。この「ADD男」は決して、私が結婚した相手ではない。この男こそ私に、そして私たち夫婦にひどいダメージをもたらした張本人です。この男が私のすばらしい夫にしたことには腹が立ってしかたありませんが、でも「ADD男」は今も支配していて、私にできることは何もないんです。

この女性は夫と、夫の症状を切り離すことができている。それでもまだその症状に支配された状態だ。雑用戦争が彼女の生活にどんな役割を果たしているか注目してほしい。毎日のやりとりのなかで夫を信用できないことから、夫のＡＤＨＤの特性と、その症状に対する妻の「腹が立ってしかたがない」というネガティブな反応からなる負のスパイラルが始まるのだ。だが、他にも彼女に影響を及ぼしているＡＤＨＤの特性がある――衝動コントロールが効かない（ちょっとしたことで腹を立てる）、やるべきことを整理して始められない、その瞬間だけを生きている。「私にできることは何もないんです」というのは悲しい、絶望的な言葉だ。夫が自分の症状をもっとコントロールできるようにならなければ、このふたりの結婚生活はいずれ終わるだろう。

コントロールの欠如は、非ＡＤＨＤのパートナーにはきわめて重要なことだ。しばらくするとすっかり疲れきってしまう。

初めて彼と出会ったとき、私たちふたりはひとつのチームになれるという夢を見ました……ふたりで問題に取り組み、ふたりで人生を築き、ふたりで成長し、おたがいに支え合い、ずっと対等な関係でいる……といった夢を。毎日何かしら問題が起こると予想はしていましたが、でも夫のＡＤＨＤにからんだ問題への準備はできていませんでした。結婚してあまり間がないうちに、何かがおかしいとは気づきましたが、それがわからなかったのです。夫はやさしさに欠け、心ここにあらずで感情に乏しく、お酒に溺れがちで、他にも問題をたくさん抱えていました。私は混乱し、不満を抱き、ひどい失望感に襲われ始めました。そしてずっと考えていました。「私の人生はどうなってしまうんだろう？」「なぜこの人は（自分の問題を）私の人生に持ち込んできたのだろう？」。ADHDのある相手（とくにまだそう診断されていない人）と結婚していると、何もかもがコントロール不能になってしまいます。なんとかコントロールを取り戻そうと、必死にがんばっても効果はありません。いくら強い気持ちで始めたとしても、そのうちに弱ってくる。多くの意味で、最初に抱いた夢は……ただの夢になってしまう。もうそれを追いかけるだけのエネルギーがなくなってしまうのです。

「コントロール不能になる」というのは、ADHDを持った多くの人たちが、自分の頭や生活について説明するときによく聞くフレーズではないだろうか。

ADHDに接しながら暮らすことで人がどれほど疲れきってしまうかの実例を、もうひとつ紹介しよう。

何年も前からADHDを持った夫を、結婚カウンセラーのところへ連れていっているのですが、変化はありませんでした。彼はじっくり人と話すのは好きなのですが、セッションが終わったあと、何も変わっていないのです。そのせいで私はひどく傷ついています。それにとても寂しい思いもあります。彼は変わろうとしない。変わることができない。彼がいつも何かに駆りたてられたように、私の役には立ってくれない毎日を過ごすなかで、私はほとんどその注意をひくことができません。私はいつも彼の楽しみに水を差そうとする興ざめな妻でしかない。仕事をしていないときの彼が、今度は何をやろうかと楽しいことばかり考えているあいだ、私は片づけなくてはいけない実際的な事柄を考えているのですから。ええ、もううんざりです。どうすればいいかわからない……望みがつぎつぎ断たれてしまうのに疲れました……。要するに、すべては私次第ということだとしても、私はそこまで大きな人間ではないのでしょう。いろいろできることはあるし、他の人たちと比べても多くのことができるのかもしれませんけど、でも何もかもやるのはむりです。

この女性の描写には、多くのものが現れている――失われた希望、結婚生活を「修復」しようとする試み、孤独感、痛み、そしてもちろん憤り。パートナーのADHDの症状もたっぷり描かれているし、ふたりが夫婦として耐えてきた対立関係もそこには反映されている。夫がずっと忙しくしているあいだ、妻はいやいやまとめ役を引き受け、「興ざめな」存在に甘んじてきた。彼女はパートナーの症状のために身動きがとれないと感じているせいで、自分への信頼と、自分の人生を変える力への信頼を失ってしまったのだ。

ADHDのある人にとって、非ADHDのパートナーの特徴はなんといっても怒り――それもたくさんの怒りだ。この怒りについてはつぎの章でくわしく書いているので、ここでは深く掘り下げないが、慢性的な怒りは多くの非ADHDのパートナーの代名詞になっている。そしてその怒りはパートナーだけではなく、自分自身にも向けられる。

つぎに紹介するのは、自分がどんなふうになってしまったかを振り返って自己嫌悪に駆られている女性の証言だ。

ADDのある夫と結婚していると、自分自身のことも疑わしくなり、そして夫にネガティブな思いを抱いているせいで、自分自身が嫌いになってしまう。私自身、もうおかしくなりそうです。ADDがあるのは夫なのに、私に問題があるように……私に辛抱や楽天性や、創意工夫が足りないように感じさせられてしまう。夫はみんなに愛される楽天家なのに、私は石頭のつまらない女だというように。いろいろな人が夫に引きつけられるのを見ながら、ずっと思ってます。「ええそうね、でもあなたは彼と暮らさなくてもいいでしょう」。ADDの夫との結婚は、みんなに愛される、でも自分はもううんざりしている子どもといっしょにいるようなものです……どうしても「母親」の立場に立たされる。はっきり言って、それが大嫌いなんです。

自己嫌悪は、非ADHDのパートナーが理解しておくべき重要な点だ。この自己嫌悪に建設的に対処するために、自分の人生のコントロールを取り戻すことは、現状を打開するうえで大切な要素となる。

この結婚では、私もまちがったことをたくさんしたとわかっています。夫が怒りを使って私を思いどおりにしようとするのを黙認してきました。彼の母親の役割を引き受けてもきた。私は彼といっしょにいるときの自分を好きになれません……押し殺した怒りに満ちた、人生をほとんど楽しめない人間。彼のADD的な行動にどなったりわめいたりするのをこらえるうちに、自分の怒りだけでなく、他の感情も抑えつけてしまった。家族の他のだれかを相手にするときも、私のほうはあまり乗り気がしなかったり、頭で思うほど積極的に関わろうという気になれなかったりするのです。

この女性は医師のところへいって、状況性抑うつの可能性について話し合ったほうがいい（「私のほうはあまり乗り気がしなかったり……するのです」）。その場合は治療を受けることで効果があるだろう。感情を抑えつけるのでなく、感情を建設的な形で伝えることが必要だ。カウンセラーの力を借りるのもいい。不満と怒りが積もり積もると、非ADHDのパートナーは共感にもとづいた決定を下すことが減り、気軽に何気なくパートナーを手助けする責任を放棄して、「私を愛してるなら当然でしょう」というきびしい状況に追い込もうとする。これはパートナーをさらに罰しつつ、自分の正しさを示すという目的にかなっている。

二週間前に私は三四歳の誕生日を迎えましたが、その日に映画とディナーにいこうと夫に頼んだんです。でも実現しませんでした。彼は昼寝を始めて、起きてきたときには、もう予約の時間は過ぎたあと。もうこんなふうにがっかりさせられるのはうんざりです。何か特別な機会にやりたいことを頼んだときも、めったに実現したことはありません。

この女性がディナーに間に合うように夫を昼寝から起こすのは、難しいことではなかったはずだ。でも彼女は、しじゅう責任を負うのにあきあきしてしまっている。夫を起こさなければ、またあなたに失望させられたと、あとで責めることができる。彼女には夫を起こす責任があるとは言えないけれど、もしやさしい気持ちになれていれば、ふつうに起こすことができただろう。なのに、夫婦のどちらにもひどくつらい感情を引き起こすような方向を選んだのだ。とても不幸なことだけれど、非ＡＤＨＤのパートナーは無意識のうちに自分たちの関係を壊すようなことをしながら、その一方でパートナーが変われないことをなじったりすることがある。わざとやっているわけではないが、不満を抑えきれなくなっている徴候だ。こうした行動は、ＡＤＨＤの治療をちゃんと受けようとしないことで夫婦関係を壊しているＡＤＨＤのパートナーの振る舞いに重なる。

絶望感と怒りのほかに、典型的な非ＡＤＨＤのパートナーを示す適切な言葉は、「疲れきっている」だ。

うちの娘はもう五歳になります。でも、五歳の子が母親といるべき時間をいっしょに過ごせたことはありません。娘は週に五日デイケアにいっていて、料金は私のごく乏しい稼ぎから支払っています――それどころか、夫が博士号を取得するまでの間、家族三人が暮らさなくてはいけない。夫は博士号をとるのに何度も挫折しましたが、やっと光が見えてきました。今は生活のために、これまであった引退後の蓄えをすべて吐き出している状態です。私は食事の支度や掃除、洗濯、娘の教育のあれこれ、お風呂、着替え、学校への送り迎えなどすべてをやっています。しかもフルタイムで仕事をしている。ひどい職場環境なのですが、今のわが家の経済状態を考えると続けるしかない。正直なところ、身動きがとれません。夜は夕食をつくったあと（まともな食事がしたければ、私が料理するしかないので）、娘をベッドに入れて寝かしつけるのも私です。

そしてほとんど毎晩、夫に向かって、子どものおやすみの時間は笑いだしたり冗談を飛ばしたり、くすぐったり騒いだりするときじゃないのよと言わなくちゃいけない。子育てと家の用事を山ほど抱えこんでいるのに、その途中でじゃまが入るんです。

もっと寛大に、おおらかにしたいとは思ってます。ほんとにわかっているんですが、五年以上もこんなふうに暮らしてくると、精神的な余裕が尽きてしまいました。夫はいい人ですけど、もう彼に温かな、恋人のような気持ちを抱くことはできません。ただ親のような気持ちだけ。もしくは主人に対する召使いのような。私が家の用事をやらずにいたら、彼は家のなかが汚いとか、皿が放りっぱなしだとか大げさに騒ぎたてる。やったらやったでひどく腹が立つし、やらなくても腹が立ちます。

もう人生を楽しめてはいません。いちばん幸せな時間は、彼が夜間の授業に出ていて、娘とふたりだけで遊び、落ち着いて寝かしつけられるときだけ。正直、子どもふたりを抱えたシングルマザーになった気分です。

ここではおわかりのように、健全で良好な夫婦関係に見られる要素の多くが消えてしまっている。この女性に、もっとリラックスして夫や娘と遊んだらと言うのは簡単だが、大変な一日が終わったあとで、つながりが断たれたという重荷を負っている女性にとっては説得力がないだろう。

非ADHDのパートナーの多くは、自分たちの関係がどれほど変わってしまったか、信じられない思いでいる。その変化が起こるのをただ眺めながら、悪化する問題を修復するための手を打つこともできないと感じているのは、恐ろしいストレスだ。そして治療が始まると、新たな希望が生まれてくる。ようやく、これまでの状態を表す「名前」ができる！　しかしADHD治療には、心理学的な変化と習慣の変化が伴うため、時間がかかる。治療が始まるとほっとして、夫婦の一方か両方が、投薬だけでも魔法の薬か何かのように効果があると思い込んでしまう場合がきわめて多い。治療が投薬に限られていれば、たいていは最善の結果は得られず、失望することになる。薬は治療の一要素に過ぎないのだ。不完全な治療に対処することに不満を覚えている、ある女性の証言を紹介しよう。

私は八年前、「これは」と思う人と結婚しました。どこからどう見てもすばらしい男性で、私と付き合っていたころは（ただの友達だった時期でさえ）、こっちが有頂天になるほど一心に尽くしてれました。でも、よくある話ですけど、そうした状態は結婚して二年で変わってしまい、私はとても気持ちが傷つきました。それ以外のことは、まともなコミュニケーションや腹立ちまぎれの口げんか（彼に状況をほんとうに気づかせるには、そうするしかないことがありました）で対処し、とてもうまくいっていたんです。でも三年ほど前から、夫が私たちの結婚生活を評して言うことは変わっていきました。「いやあ、最高だね」から「二つ三つのことに取り組めば、もっといい夫婦になれるよ」「今すぐ取り組まなきゃいけないことがいくつかある」、そしてとうとう「これだけ何度も話し合ってきたことがどうして片づかないんだ?!」。

私の怒りと失望はどんどん積み重なり、また彼がちゃんとやると言ったことをやらなかった(だれに何を頼まれても安請け合いするからでしょう)とき、大爆発してしまいました……。何度同じ話し合いや議論をくり返しても、たぶんぼくはどこかおかしいんだという答えが返ってくるだけ。そう、私が結婚したのは、高機能ADDの男の人だったんです……そのときは彼が「どこかおかしい」ということはあまり重く見ていませんでした。ただ、楽しくないことより、楽しいことをやりたがる人だとしか思わなかった。人間なんてそんなものよ――だからぐちぐち言わないの、と。でもとうとう彼に言ったんです。もういつも同じ「たぶん」というセリフを聞くのはうんざり、本気でどこかおかしいと思っているなら、医者へいって何が悪いのか見つけて、とにかくなんとかしてちょうだいって……ADDと診断されたのは、二年前のことです。不可解に思えたいろいろなことの理由がわかって、彼はほっとしていました――実際はすごく頭がいいのに、授業に出られないか出ようとしなかったせいで、大学を落第してしまった。自分の頭のなかを整理するつもりがないか、その能力がないんです。それで当然のように、そういうことが大好きな女の人と結婚した。たしかに初めのうちなら、非ADHDの奥さんでも今の私より協力的でいられるでしょうけど、二年もこういうことを続けているのに、彼はほとんど何も変わっていない。薬が魔法の弾丸みたいに効いてくれると思っていて、自分から何か努力しようという気はないんでしょう。私の忍耐はどんどん尽きかけています。こんなことが自分の人生にいつまでも続くとは思っていませんし、ときどきはふたりで心から笑い飛ばせることもありますけど、やっぱりほとんどいつも彼が何もしようとしていないと思ってしまう。変化を起こそうと考えるというのは、実際にやってみることなんだと、本人も本気で思ってます。そこまではいいんです――初めのうちは考えを実行するのも、自分の頭を整理するのも大変でしょうから。でも、二年たってもまだ考えてるって、どういうこと⁇　私が完璧主義を持ち込んでるせいで、彼にとって居心地がよくないのはわかってますし、彼もめったに文句は言いません。でも、私のほうが積極的に取り組んでいるというのは、やっぱりちがうんじゃないでしょうか。

こうしたストレスがたまりたまった非ＡＤＨＤのパートナーの頭に、離婚の二文字がちらつき始めたとしてもおかしくはない。

安定、おとなとしての意思決定、自分でやったことに責任をとる、そういったことが実現したらどんなにいいでしょう……何かの支払いが滞っているという電話がかかってこない一日……穏やかな、秩序のようなものがある……いろんなことで私だけが責められたりしない、家には他にも人がいるから……自分のやったことを私のせいにしたりせず、ちゃんと責任をとれる人が！……結婚してからの五年間で、夫は一度職を変わりました。それなのに、自分が職をなくしたときに私が大騒ぎしなければ……これほど大事にならなかったなんて言うんです……怒っているように読めたらごめんなさい……でもどうしたらいいかわからないし、もう別れてもいいんじゃないかって。結婚の誓いのせいで、彼に申し訳ないとか、私には義務があるとか感じずにすめばいいのに……だってもう、ほんとうに……別れたくてしかたないんです！

非ＡＤＨＤのパートナーの多くは、自分たちの生活を改善するためのアイデアはもう尽きてしまったと感じている。要するに、ＡＤＨＤ効果の「症状―反応―反応」のパターンにはまり込み、自分は行き詰まっている、前に進むには別れるしかないと思ってしまうのだ。

夫は私のせいだと思い込んでいるんです。友達や家族にも、私のせいだと言いふらしていて、私がそのことにどれほどひどく傷ついているか……。彼がＡＤＤの専門家にかかろうとしないのは、自分の精神的な障害が私たち夫婦のうまくいかない原因だと言われたくないせいもあるのじゃないかと思います。それが受け入れられないから、自分の聞きたいことを言ってくれる非ＡＤＤのセラピストにばかりかかろうとするんです。

最近になって、夫にはもう見切りをつけました。結婚相手としてだけでなく、ひとりの人間として。恐ろしい人ではないけれど、彼の障害にも、それに彼の対処のしかた（というか、正確には対処をしないこと）にももう耐えられないので、別れるしかないんです。何カ月もずっと、彼を「救う」のは、自分たちの関係を「救う」のは私の務めだと思ってましたけど、筋違いの責めをぜんぶ負わされて、ほんとうに傷つきました……彼には障害があって、それは自分でもわかっているし、夫婦の生活をめちゃくちゃにしたうえで私を（そして自分を）傷つけているのはその障害だということも学んでいるはずなのに。でも彼が私をスケープゴートにして、自分は責任を負おうとしないことに、いつまでも我慢していたくはありません。

効果的な治療さえできれば、ＡＤＨＤのパートナーの人生を変えることは可能だ。非ＡＤＨＤのパートナーの人生を根本から変えることもできる。私の場合、夫の投薬と行動療法が大きな変化をもたらした。今ではふたりともすっかり安定し、幸せに暮らしている。ADHDを受け入れる方法を見つけ、相手を信用してまた愛情を抱くことを学び、忙しい時間のなかからおたがいのことに目を向ける時間を捻出するようにしたからだ。

それでも、そのバランスに薬がどれだけの役割を果たしているかを痛感させられる出来事があった。治療に入ってから二年目に夫が、まだ薬が必要かどうか確かめるために、一週間ほど薬を飲むのをやめようと決めた。幸運だったのは、彼がそのことを前もって私に警告していたことだ。その週のあるとき、夫がいきなり私に向かってどなり始めた。私は言い返そうとしたが、その瞬間ふと、これは以前のパターンと同じだと気づいた。「今自分の言ってることをよく聞いてみて」と私は言った。「薬を飲み始めてから、そんなふうに私に食ってかかったことはなかったでしょう」。彼は私の反応に身構えることなく、その言葉をかみしめることができた。そしてその晩から薬を飲むのを再開した。

夫と私が見つけ出したようなバランスにたどり着くまでには時間がかかる。ADHDを持った人が、ADHDの症状を「ぱっと消せる」と思うのは非現実的だし、非ADHDのパートナーがADHDの相手と接してきた自分の反応を「ぱっと消せる」と考えるのも非現実的な話だ。

まる一週間ぶっ通しで、成人のADDのこと、結婚生活でそれにどう対処するかのコツやガイドラインについて読みました。でも私の場合、自分の考え方を「ADDはハンデキャップなので、それに見合った治療が必要だ」という方向に切り替えるのにすごく抵抗があるみたいです。診断についてはたしかに理解しているのですが、この六年間に積もり積もった怒りや憤りが大きすぎて、とても忘れられないような気がします。こんな障害のある人と結婚したいと頼んだわけではないし、自分の人生がこんなほうに転ぶなんて思ってもいませんでした。夫が愛してくれているのはわかりますけど、彼のために予定を立ててそれを覚えさせたりしなくてはいけないのが腹立たしくて……私も夫のことを愛してるし、ずっといっしょにいたいとは思ってるんです。治療に役立つことをやろうという気もありますけど、でもやっぱり腹が立ってしかたありません！

自分の怒りや、自分がどれほど以前と変わったかを頭で理解することはできるが、つぎにどうすればいいかはなかなかわからない。私としては、あなたが自分自身から一歩後ろにひくことで――もしこういう言い方のほうがよければ、自分自身を深く掘り下げることで――あなたたち夫婦が現在のサイクルから抜け出せるようになってほしいと思う。それは簡単なことだろうか？　あなたたちどちらにとっても、簡単ではないかもしれない。それでも、夫婦関係のネガティブな部分を強めるパターンを破るのは、何よりも重要なことなのだ。

ステップ2：障害となる感情に取り組む

「重要な人間関係で慢性的な怒りや苦い思いを抱えているとしたら、それは自分自身のきわめて大きな部分が危機に瀕しており、どういった新しい立ち位置をとればいいか、どういった選択肢があるのかが不確かであることを示すサインだ。私たちに明晰さが欠けているのを認めることは弱みではなく、チャンスであり強みである」

——ハリエット・ラーナー
The Dance of Anger

ADHDを抱える夫婦関係に共通するパターンは、夫婦がともに、ある予測可能な感情を抱くということだ。たとえばADHDを持った妻や夫の一貫性のなさに対し、非ADHDのパートナーは失望を感じたり、信頼を失ったりする。そして不満を抱いた非ADHDのパートナーが「親のように」、しじゅう上から目線で指示したりすると、ADHDのある妻や夫は憤りを感じる。

この再建の過程では早いうちに、つぎの四つの感情のことを知らなくてはならない。私はこれらを「障害となる感情」と呼んでいる。ほうっておくと、夫婦がポジティブな方向へ向かおうとするときに障害となって立ちふさがるからだ。

- 失敗への不安
- 慢性的な怒り
- 否認
- 絶望感

失敗への不安は人をマヒさせる

これまで紹介してきた、ADHDを抱えた数人の人たちの証言には、失敗したらどうしようという不安が雄弁に現れている。この不安に打ち勝つには、まずADHD治療を一〇〇パーセント行うということがひとつ。効果のあった部分の割合が上がっていくにつれて、失敗への不安は薄れ始めるだろう。

非ADHDの人たちを怒らせるのを覚悟のうえで言えば、夫婦関係の良し悪しというのも、ADHDのパートナーがしばしば心の奥底に抱えている失敗への不安を克服するうえで、重要な要因になる。非ADHDの妻や夫は不満がつのるあまり、ADHDのパートナーの失敗をいちいちあげつらい、何もできないことを示す証拠として利用しようとする。それよりは失敗したとしても、先へ進むのに必要な試行錯誤のひとつとして受けとめるべきなのだ。マヒ状態を引き起こすよりも、そのほうがいいだろう。

こうしたアドバイスは、非ADHDのパートナーにとって受け入れにくいものかもしれない。「なるべく静観して、中立的でいようとしてきたけれど、何もよくならなかったわ！　なぜ私が自分の基準を下げなきゃならないの？」。介入しなければ何も変わらないという不安を持つのは当然だろう。でも私がここで言っているのは、また別の話だ。譲歩して基準を下げるのではなく、ADHDの症状に別の形で介入する方法を生み出すということなのだ。ADHDを認識し、ADHDのパートナーが直面している大変な問題の存在を認め、ADHDを意識した対処戦略を組み入れることで、夫婦ふたりでいい関係を模索していく。この本にはそうした戦略がたくさん書かれているが、さらにもう少し紹介しよう。

あなた自身の思いをあきらめることなく、結婚生活の環境を変えるという話に戻ってみよう。とくに重要な要素は、失敗への不安という「障害となる」感情だけでなく、パートナーの怒りや否認といった感情も克服することだ。

ADHDのある夫婦関係では、怒りの感情は避けられない

怒りというテーマについては、ハリエット・ラーナーのThe Dance of Anger: A Woman's Guide to Changing the Patterns of Intimate Relationshipsという最高の参考書がある。夫婦そろってこの本を読むよう強くお勧めしたい。でもその前に、ラーナーの考えをADHDのある夫婦関係という文脈に当てはめるとどうなるかについて見てみよう。

ラーナーによると、怒りの感情はすべからく尊重しなくてはならない。怒りとは、事態があるべき方向に進んでいないことを示す徴候である。問題は怒りそのものではない。その怒りにどう反応するかが大事なのだ。残念なことに怒りは、治療されていないADHDの症状がらみで生じることが多い。だから怒りを減らそうと

しても、根本的な苛立ちの元である症状に取り組まないかぎり、適切な対応をすることは難しい。そしてADHDのある夫婦関係では、怒りが夫婦の一方か両方をマヒさせてしまうという結果になる。

でも、ADHDのある夫婦関係で、怒りがこれほど多く見られるのはなぜなのだろうか？　とくにADHDにしぼって語っているわけではないが、ラーナーはこういった見解を持っている。

怒りが避けがたくなるのは、私たちが譲歩と追従に終始しているときだ。つまり、別の人間の感情や反応にこちらが責任を負わなくてはならないとき。自分自身を成長させ、自らの生活の質を確保する責任を放棄しているとき。だれかとの関係が自分自身を保つことより重要であるかのように振る舞っているとき(11)。

ここでストップ！　この引用をもう一度読みなおし、あなた自身の日常だけでなく、ADHDのパートナーの日常がどれほど正確に反映されているかを考えてほしい。あなたたちはどちらも「譲歩と追従に終始している」（形はちがっても）し、幸せでないのに自分たちの関係を維持しているし、自分個人の健全な成長をうながすような生き方をやめてしまっている。こうした状態では怒りが湧くのは避けられないし、あなたがコントロールを握って自分の在り方を変えないかぎり、いつまでも続くだろう。

「私がもっとがんばりさえすれば、これを乗り越えられる」、そう言いたくなる気持ちはわかる。実際、ほとんどの成人がそうした道をたどろうとする。非ADHDのパートナーは、報われない善意のキャンペーンのような生活を送っていることが多い。でも「もっとがんばる」だけでは、根底にある症状に取り組まないかぎり、あまり効果があがらない。非ADHDのパートナーは自分をひたすら適応させ、受け入れることで「もっとがんばろう」とするが、やがてすっかり疲れはてて絶望感にさいなまれる。その一例がこれだ。

私は夫と結婚して今月で八年になります。子どもは四歳と二歳のふたりですが、もうひとり三五歳の子どもがいるようにいつも感じます。まだ診断を受けてはいませんが、何もかも、すべてが当てはまるんです。そのことはおたがいの友人たちにも、家族にも話していません。彼が悪い人のように思われたくはないので（彼のことは愛してます）。でも生活のすべての面で、もう疲れきってしまいました。おたがいに堂々めぐりをしてるみたいで。何カ月かたつと私が限界にきて、大げんかになる。すると彼にスイッチが入って、掃除を手伝うとか、自分のやるべきことをやるようになり、それが二、三週間続く。でもその回数がだんだん減っていき、私があとを埋めるようになって、また同じことのくり返しで……私がもっと手伝ってと頼んでも、ぼくが週に三日しか働いてないからって後ろめたい思いをさせるのかと言われて。彼と話を続けようとするのはほんとうに疲れます。たえず途中で口をはさんできたり、よく考えずに答えたりするし。外に出かけるとすぐ飲みすぎて、興奮して怒りっぽくなり、私がそれを受けとめる側になってしまう。私たちは勤めのほかに、自分たちの事業を持っているんですが、彼は人への連絡やいろいろなことをぐずぐず先延ばしにしてばかり。私は自分の生活と彼の生活の帳尻を合わせようとして、もうくたくたです。

いつも不満を抱いて疲れた状態のような気がして、親密な夫婦関係にまで直接の影響が出てきてます。セックスもしたくありません。あれも雑用のひとつか、「彼」の都合のように感じてしまって。私の都合

（11）Lerner, Harriet, The Dance of Anger:A Woman's Guide to Changing the Patterns of Intimate Relationships, HarperCollins, 2005, p.6.

はどうなるんでしょう？　お決まりのハグ以外に、彼が私に触れるのはセックスしたいときだけ。だからもう、その先どうなるかわかっているので、触られたくもなくなりました。ふたりとも悪循環にはまり込んでいるんです。彼は自分がおそらくＡＤＤだということには同意しますけど、いまだに治療や指導を求めようとはしていません。やるやると言いながら、やろうとしないんです。

とりとめもない投稿になってしまって申し訳ありませんが、こうやって書いていても、涙がぽろぽろこぼれてきます。夫のことは愛してるし、彼のいない人生なんて考えられないけれど、やっぱり自分が今の状態のままずっとやっていけるとも思えなくて。

この投稿には、ＡＤＨＤのある結婚に見られる徴候がすべて現れている。「親―子」のダイナミクス。不満、怒り、疲労感の波。ＡＤＨＤが要因であることの否認。セックスの問題。根底にある愛情とはうらはらの絶望感。

もしあなたが何年もずっとがんばってきたのに、状況が変わっていないとしたら、自分の経験をじっくり振り返ってみてほしい。あなたがやってきたことは効果があがっていない。必要なのはただがんばることではなく、ちがうやり方を試すことなのだ。あなたの考え方や行動を根本的に変化させることをお勧めしたい。まずやってみるべきなのは、まったく新たな夫婦関係をつくりだすという観点から考えることだ。古い関係は箱詰めにしてどこかへ置いておこう。それから、あなたとパートナーがいっしょに「今日」と「明日」に取り組むことのできる新たな関係をつくりだす。今日の進歩は昨日の失敗より重要だと考えるのだ。この再スタートの方法は、夫婦ふたりでやれば、あなたを怒りに向かわせ愛情から遠ざける譲歩と追従のサイクルから抜け出すための効果的な手段となる。

これからその変化をもたらす方法を紹介するつもりだが、その前に怒りというテーマを深く掘り下げてみたい。

怒りの感情を忘れよう

恨みや強い感情を棚上げにすることで、怒りは効果的に解消できる。そしてコントロールを握り、自分自身の幸せに責任を持てるようになる。またそうすることで、夫婦関係のなかでパートナーが変化に抵抗せずにいられない理由を弱められる。これから紹介するのは、自分の夫を許し、怒りを忘れることで大きな成果を得た女性の証言だ。

……怒りや憤りは、私にはとてもなじみ深いものです。そうした感情に蝕まれて本物の病気になりそうなほど、ひどく暗い暗い場所にいました。夫との関係が終わったと感じているだけでなく、だれにも助けられないほどの、深くてやり場のない憤りにさいなまれていたのです。怒りとうっぷんが積もり積もって呑み込まれそうなほどだし、あんまり腹が立つせいで最初の問題もちゃんと解決できないまま、今は三四五六番目の問題が起きています。いつもよく聞かされるアドバイスに、「忘れなさい……」というのがありますけど、そう言われるたびに、あんたは私に顔をぶん殴られたいのかと感じてしまいます。「忘れろ」なんて、「彼に好き勝手やらせろ」とか「君らの衝突はそれほど大したことじゃない」とか「なぜそんなことで大騒ぎしているんだ」とか「君は何も価値を認められていない」と言ってるように聞こえるじゃないですか。

みんなが自分に効くもの——ひとりの人には効くけれど、別の人には効かないかもしれないもの——を見つけなきゃいけないと、私は強く信じています。でも、自分でもほんとうに驚いたのですが、私にとって効果的な「忘れる」方法を実際に見つけられ、それが奇跡を起こしたのです。そこで大事なのは、自分が忘れようと決めたのなら、それを取り消そうとすることもできる——実際にいつでも取り消せるのだ、この「忘れる」過程を自分がコントロールできるのだ、自分でそのルールを決めたのだと信じることです。そして自分が忘れようとしたのでない事柄を忘れることには、ノーと言わなくてはいけない……。

なかなか信じられないかもしれないが、怒りを忘れるということ——要するにあなた自身とパートナーの過去を許すことは、あなたが自由になって前に進むための、自分自身への贈り物となる。さっきの女性も説明しているように、「忘れる」とはコントロールを手放すことではなく、コントロールを握ることなのだ。彼女はふたたび夫から独立し、自分自身の人生をよりコントロールすることに喜びを見出し始めている。

怒りにまつわる六つの危険な思い込み

あなたはどうすれば怒りを克服できるかというイメージを、なかなか思い描けずにいるかもしれない。だとしたら、あなたが怒りとＡＤＨＤにまつわる有害な思い込みにとらわれてしまっている可能性がある。

よくある思い込み１：私にはどうしようもない——パートナーがそう仕向けているのだから

そんなことはない！　パートナーのＡＤＨＤの症状が、あなたの大変な重荷となっていることはたしかだろう。しかし怒りは、パートナーの感情や反応に対する責任を多く引き受けすぎ、あなた自身の人生に対する責任を十分に引き受けていないことからくるものなのだ。夫婦関係で起こる怒りの根本原因に取り組むためには、パートナー本人にもう一度ＡＤＨＤの治療の責任を持たせること、その一方であなた自身の幸せをもう一度引き受けることが必要になる。あなたの怒りをポジティブかつ有益な形で伝えられるよう、自分で訓練することもできる。

パートナーにＡＤＨＤ治療の責任を持たせるといっても、その当人にうまく扱えるかどうか疑わしいのだから、恐ろしく思えるかもしれない。でも、たぶんあなたもわかり始めていることだろうが、非ＡＤＨＤの人間がパートナーのＡＤＨＤを「修正」することはできない。いくら恐ろしくても、パートナーに当人の問題の責任を持たせるようにし、あなたはあなた自身の問題だけを受け入れることが、最善の選択なのだ。あなたが責任を引き受けずにいるかぎりは、愛情深く応援することも、手助けという「贈り物」をすることもできる。もしあなたが何かしら引き受け「なくてはならない」ことがあると感じながら、でも実はそうしたくないと思っていたとしたら、たちまち怒りと憤りが続いてやってくる。

よくある思い込み２：私が怒ればパートナーは変わらざるをえなくなる

いえ、そうはならない。実際にまだ変わってはいないはずだ。あなたがなぜ怒っているかというと、ＡＤＨＤの症状に対処した結果が思わしくないからだ。ＡＤＨＤを管理するには時間と努力、サポートが必要になる。ＡＤＨＤを持った相手を怖がらせて一時的に変えることができたとしても、その変化はいつまでも続きはしない。目の前の戦いに勝っても、最終的には負ける。そして怒りに対する反応は、防御と新たな怒りだ。怒りが生み出す有害な環境は、ＡＤＨＤを持った人が成功するのに必要な、協力的で安心できる環境の対極にある。

あなたの怒りは変化をもたらさないどころか、変化が起こらないことをほぼ確実にする。

よくある思い込み3：私のパートナーは怒られて当然だ

怒りは状況がバランスを欠いていることの現れである。つまり変えなくてはならないのはその状況だということだ。一方で、暴言を吐く、大声でどなる、けなす、話をさえぎる、締め出すなどは、罰やいじめが形をとったものだ。私はパートナーから罰せられるのも当然だ、と言えるような人はいない。

よくある思い込み4：何もかもぶちまければ気分がよくなる

怒りをぱっと爆発させるのは、悪い感情を発散するのに効果的かもしれない。でもここで語っているのは、怒りをつかのま爆発させるといったことではない。深く染み込んだ「自分の内から解き放つことのできない」怒りなのだ。怒りを発散させてもあまり長いあいだいい気分ではいられないのは、その怒りの原因が、あなたたちふたりがＡＤＨＤの症状にどう反応し、夫婦として影響し合っているかにあるためである。問題を修正しないかぎり（この「問題」とは、あなたたちがＡＤＨＤの症状とおたがいに対処する能力のこと）、いくら怒りを発散させたところで、あなたもパートナーもいい気分にはなれない。怒りはすぐまた戻ってきて、さらに精神状態を悪化させるだけだ。

よくある思い込み5：絶望しか感じられないなら、つながりを断つべきだ

あなたが疲れきっているのはわかるけれど、つながりを断つことは解決にならない。痛みに耐えるには他に方法がないという声もあるが、残念ながらその後も痛みはやはり残る。それに、つながりを断っても結婚生活は決して好転しない。自分を切り離してしまってはいけない。助けを求めよう。

よくある思い込み6：自分にADHDがあることを否定すれば、問題は消える

ADHDは体のなかに組み込まれたもので、ただ「消える」ように仕向けることはできない。効果的な治療、それも多方面からの取り組みを行うのが望ましい。そうしないかぎり、症状はずっと残る。

ADHDの症状と怒り

ADHDを持ったパートナーが示す怒りの表現には、ADHDの症状がもたらす直接の結果だというものもある。それをここで紹介しておけばきっと役立つだろう。そうした表現に出くわしたときは、「ああ、あれはADHDがしゃべっているんだ」と自分に言い聞かせ、反応をエスカレートさせないことだ。

ちょっとしたことで議論になる

ADHDのある人たちの脳は、いろいろな物事をうまく階層構造に並べられず、そのためにあらゆることが「同等」に感じられる。だからまったくささいなことを取り上げて論じたり、議論の仕方を議論したりもする。こんな議論をしても意味がないと知っていながら、どうしてもとらわれてしまうのだ。私も夫にはすごく頭にきた。なにしろ言い合いをしている最中に、私がある言葉を適切に使ったかどうかという議論を始めるのだ！たいていの場合、根底にある問題は、あなたが思うような「ちょっとしたこと」ではない。だれが場をコントロールするか、夫婦がおたがいに敬意を払われていると感じられるかどうかという問題なのだ。

夫は私が使う言葉や私の気持ちをわかっていないわけではありません。問題なのは「まちがい」という言葉そのもので、それが彼を逆上させるのです。夫が辞書でその言葉を調べて、私が正しく使っているのがわかっても、ぼくがそれをどう受け取るか君は知っているのだから、やっぱり使うこと自体まちがってると言い張るのです。そのうえ、私が何度ちがう言い方で自分の考えを伝えようとしても、それは私自身の性格的な欠陥だということにされてしまう。君は「思いあがってる」。「独りよがり」で、「頭が悪すぎて単純な論理さえわからない……」。

話題がパッパッと飛ぶ

生活のどの側面でも同じだが、ADHDのある人たちは、議論の途中で集中を保つのが難しい場合が多い。ひとつのことが解決するまで話し合うより、すぐ別の話題へ移りたがる。ある非ADHDのパートナーはこう書いている。

同じ話題を続けようとするときも、恐ろしくイライラさせられます。彼が私に向かって何か問題を持ち出し、私が答えるとしましょう。すると彼はその問題を掘り下げようとするより、私の返事を何かの主張だととらえ、また聞きなおすか、新しい問題を持ち出してくるのです。

この種の非生産的な議論に引きずり込まれた場合は、そのパターンからいったんしりぞき、またその大事な問題についてきちんと会話ができるようになったときに、あらためて話を始めるようにしよう。

防御と責め

ＡＤＨＤを持った人は、自己評価が低いことが多い。これはＡＤＨＤに関して極端に防御的になるだけでなく、他の人を責めるという行動にもつながる。

私はいつも「私たちは味方同士よ」という姿勢をとろうとするのですが、必ずこう返ってきます。「ぼくは何も悪くない、これは君の問題なんだから、君が考えてくれ」「君が……すればいいんだ、ぼくは何もしなくていい……」

短期記憶がよくない

ＡＤＨＤの人たちの多くは、脳の機能の仕方のせいで、短期記憶に問題がある。これをやわらげるには、ふたりで合意した大事なことは書いて残すようにする、「脳トレーニング」を行う、薬を使用するといった方法がある。つぎの女性の証言に同情する非ＡＤＨＤの人たちは、決して少なくないはずだ。

……ごくたまに、ふたりでなんとか解決策にたどり着いたとしても、一週間か一カ月か、どれだけもつかはわかりませんけれど、まず十中八九元に戻ってしまいます。どうせ彼は話したことを忘れてしまうので。

刺激を求めて怒る、けんかが大好き

刺激は、ＡＤＨＤを持った人たちには一種の自己治療となる。ときにはただ気晴らしのために口論をふっかける、口論になるのを楽しむといった形をとったりもする。もしあなたが、この人はただ闘うために闘っているのじゃないかと思えたら、意見が合わないということに敬意をもって同意し、その場を離れたほうがいい。ADHDを持ったある男性はこう言っている。

口論になってもだいじょうぶだということを、夫婦で申し合わせておくべきでしょう。われわれADDの連中は口論が大好きですから……

突発的な怒り

ADHDの人たちは急にかんしゃくを爆発させることがある。また、自分が怒っていることを意識し、コントロールするのが難しい。これは衝動性コントロールに乏しいためだ。

もう私の夫にADHDのことは何も言えません――もし言おうものなら、すぐカッとなりますから。もっと悪いのは、まったく関係のないこと、たとえば私が今日何をしてたかといったことを話しただけで、カンカンになってしまうんです。まるで薄く張った氷の上を歩いてるみたい。怖くてなりません！

怒りは薬で治療できるのか？

まずあらためて断っておくけれど、私は医師ではない。この問いのたしかな答えをあなた自身が（もしくはあなたのパートナーが）出すには、自分の医師にみてもらう必要がある。専門の医師なら、あなたの怒りの問題が薬でやわらぐかどうかを判断してくれるはずだ。

ただし私の意見では、薬を飲むのが役立つのは、一部の人たちがあるタイプの怒りを抑えるときだけだ。私の夫もそうだったが、怒りを有害な形で外に表すのに衝動性が関与している場合なら、薬は大いに効果的だろう。夫がADHDの薬を飲み始めてまもなく、彼がもう思いもよらぬときに怒り出さなくなったことに私は気づいた。それまではいつ起こるとも知れない理解不能な怒りの発作が何度もあり、ひどく不安にさせられていた。視線の向け方をまちがったり、不適切な言葉を使ったりしたとたん、全面攻撃を浴びせられる。かと思えば、何も起こらない。まったく予想がつかないのだ。

ずっと薄い氷の上を歩いている気分だった。今でもまだ怒ることはあるが、私が予想できるときだけだし、たいていはその衝動を完全にコントロールできている。少なくとも彼の場合は、薬が衝動性（怒りのときだけでなく、他でも見られる）コントロールに効果があり、怒りの抑制にも役立った。

投薬は非ADHDのパートナーにも効果があるだろう――たとえば、うつによる絶望感からくるひどい不安や苛立ちの結果、怒りが生じる場合などだ。私もしばらくこの状態を経験したが、抗うつ薬が精神の均衡を取り戻すのに役立った。こうした分野では、やはり医師が最良の総合的なアドバイスをくれるだろう。

怒りと否認が交わるところ

非ADHDの妻や夫は、パートナーの怒りについては強く言いたてるが、自分自身の怒りが夫婦間の問題にどんな役割を果たしているかは軽視しがちだ。私も何年ものあいだそうだったが、自分がひどく腹を立てていることは認めても、緊張をやわらげるために自分の怒りをコントロールしなくてはならないことは否定しようとする。でも、自分自身のためにも、ADHDのパートナーが前に進むためにも、怒りは抑えるべきなのだ。こうした否認は、そのパートナーがADHDが問題であることを否定する姿に重なって映る。この二つの否認の壁が破れないかぎり、大きな改善は望めないだろう。

たとえば、これから紹介する夫婦は、どちらも否認の壁のためにただ怒ったままで、自分たちのちがいに折り合いをつけようとは考えていない。

私は夫と結婚して二〇年になります。夫は一六歳のときにADDと診断され、何年もずっといろんな薬を飲んできました。でも最近、その薬が血圧を上げる原因になっていると感じて、薬はぜんぶやめようと決めたんです。つい最近、夫婦で三度目のセラピーを始めました。彼に言わせると、すべて私が悪いのだそうです。私が彼の人生をめちゃめちゃにしたのだとか。私はまともなものを食べないし、睡眠時間も足りないし、口のきき方も正しくないそうです。

たくさん本を読んだり、いろんなやり方を試したり、リストをつくったりしましたが、七、八割方なんの効果もありませんでした。彼に行動療法にいくよう、一六年も前から言っています。他の医師も彼のADDに効果があると言って勧めてくれているんですが、でも彼は聞きません。薬は効くが、セラピーは効かないというんです。つい最近、どうしていってくれないのと問いただすと、私のせいだと言われました……君のつくったリストになんの効果もないのなら、ぼくは何も困らない、それは君の問題だと。もうそれ以上何も言えません。引き金になりかねませんから。彼はかんしゃくを起こすとコントロールが効かないんです。

夫婦セラピーにいっしょにいったときは、彼は五〇分の持ち時間のうち四〇分も、私のサポートがないことをずっとしゃべっていました。

「たくさん本を読んだり……なんの効果もありませんでした」という部分に注目してほしい。この女性は本を読んでいて、夫が何かを「やる」ことを期待している。夫婦のどちらも怒っていて、どちらも自分の怒りが問題の一部であることを否定している。怒りと否認はたがいに強め合い、どちらにとっても代償を大きくする。

慢性的な怒りがあるとき、パートナーとのコミュニケーションや解決を図ろうとするのは難しい。それよりはおたがいのせいにするか、否認によって引きこもってしまうほうが簡単だ。ADHDを持ったおとなでは、さらに失敗への不安が事態を複雑にしかねない。経験を通じて「がんばる」ことがあまり成果を生まないのを知っているからだ。それで引きこもったり否認したりするほうがずっと魅力的に思えてしまう。

長年にわたって続く怒りや否認は、絶望をもたらしかねない。

かんしゃくを起こすのは何年も前にやめました。怒っても効き目はないし、「対処する」ことに疲れてしまって。長いあいだ無関心な状態が続いたあとは、引きこもりがちになり、深刻なうつなのじゃないかと思い始めました。慢性的なコミュニケーション不足のせいで、絶望的な気分になっています。ADDの夫は、私がやることには傷ついた顔をするのに、自分のやることが私を傷つけているとは思っていないようです。私には彼と会うずっと以前から問題があって、それが最近少し控えめになっているだけだと決めつけている。もしかすると私のことを哀れんでいるのかもしれない。フェアな戦いじゃありません。譲歩もないし。彼が必ず勝つようになってるんです。私だって負けるのは嫌ですけど、もうどうでもいいという気持ちです。

怒りが自分たちに及ぼす影響はすぐにわかる、と私たちは考える。怒りはどなり声やひどい言葉、パートナーにきびしい感情を抱くといったことで確認できる。でもそれだけではない。ADHDはあなたたち夫婦間のやりとりだけでなく、ものの考え方にも――自分たちの関係やおたがいに対する基本的な前提にまで――浸透していくのだ。

たとえば、私が夫に向けた怒りは、私たちの問題が何かという基本的な前提までゆがめることになった。何年も苦労と不満のなかで過ごしたあと、自分の結婚生活はどこがまちがっているのかと考えたとき、その根底にある前提はつぎのようなものだった。

- 何もかもうまくいかないのは、私の夫のADHDが主な原因だ。
- 彼は私が最初に思ったような有能な夫ではない。夫婦間の「契約」にある自分の役割を果たせないか果たそうとせず、私の痛みもほとんど気にかけない。そして私や子どもたちから自分を切り離そうとする。
- 彼が責任を負おうとしないから、私がほとんどすべて管理するしかない。
- 私は状況を変えようと必死に努めている。彼はほとんど何もしようとしない――ただ私の考えのじゃまになるだけだ。

もしあなたが非ADHDの妻だったとしたら、こうした前提の多くを心に抱いているのではないだろうか。でも、この点でいくつか知っておいてほしいことがある。ひとつめは、すべてが夫か、あるいは彼のADHDを中心に回っているということ。私がコントロールするしかないという主張も、私自身のポジティブな面ではなく、夫のネガティブな面のどれかに対する私自身の反応にもとづいたものなのだ。二つめは、どの前提にも根底には夫にまつわるネガティブな感情があり、それが私たちのやりとりすべてを毒してしまっていること。三つめは、これらの前提のどれにも敬意や愛情は見られず、自己憐憫と嫌悪しかないということ。私は心のなかでぬくもりを求めていなかったわけではなく、あまりに腹が立って敬意や愛情の入る余地がなくなり――ただ怒りと、自分の状況をめぐる否認だけが渦巻いていたのだ。知らず知らずのうちに、怒りが何もかもゆがめてしまっていた。

夫が別の女性と関係を持っていることがわかったことがきっかけで、私は夫婦関係での自分の役割を評価しなおし、夫に対する自分の感情を怒りで規定することがいかに不毛かをさとった。そしてこんな考えを持つようになった。

- 私の夫は、他の女の人にすごくもてるほど魅力的(で有能)だ。ADHDもその人とのあいだでは問題になっていない――むしろプラスに働いている。進んで楽しもうとする彼の性質のおかげで、ふたりはたくさんの冒険をしたのだろう。私が彼と付き合っていたころを思い出してうらやましくなる。
- 彼はその女性に興味を持ち、深い関係になっている……熱に浮かされ、「過集中」になっているせいもあるだろうが、相手の女性が興味を持たれるだけのポジティブで魅力的な何かを与えてくれているからでもある。彼が私とのつながりを断っているのはADHDの問題だけではない。
- 彼が私にすべてをコントロールするよう仕向けているという印象はまちがっている。彼は何も仕向けてはいないし、私は夫をコントロールするどころか、私自身さえコントロールできていない。私は自分の人生を手放し、ネガティブな思いや反発へと譲り渡してしまった。今こそ自分の人生をコントロールしなおし、怒りのせいですっかりゆがんでしまう以前の思慮深い、愛と思いやりのある人間のように振る舞わなくてはいけない。私は夫とはいつまでもいっしょにはいられないかもしれないけれど、私自身とはずっといっしょなのだ。だから相手を言葉で虐待したりののしったりあげつらったりするのでなく、自分でも誇りの持てるような接し方をするべきだ。

• 私は状況を変えようと努めてきたが、自分の都合から考えるだけで、夫がほんとうに求めていることや彼の気持ち、意見はほとんど顧みなかった。パートナー同士として自分たちの問題をふたりで解決するために創造性を傾けること、敬意をもって彼の問題を考えることには、あまり力を入れていなかった。私が彼に向ける怒りや拒絶のことを指摘されたとき、私は否定したけれど、それは彼がADHDの問題を否定するのとまったく同じだった。彼の話を聞こうとするのでなく、ただ解決策になりそうなものを指示したり、彼にいろいろなアイデアをぶつけては、向こうが気に入るのを待っていた。でも今は耳を傾けなくてはいけない。

• 私の結婚は十中八九終わった。もうこの関係を救おうとするのはやめにしたほうがいい。まず自分の幸せを最初に考え、それと並行して自分たちの関係を修復することを考えるべきだ。私たちには子どもがいるので、ずっとつながりが消えることはない。私たちはどちらも、自分で意思決定をする個人であるという事実を尊重するようになるべきなのだ。

私は新たな認識に目覚めた。私の怒りは、夫のADHDに勝るとも劣らないほど有害だった。私は自分自身をまったくコントロールできていなかった。

夫婦はおたがいを「管理」するべきではなく、またできもしないという認識は、結婚生活がうまくいくための最も大事な、普遍的な真理だ。それでも、ADHDと非ADHDのパートナーの生き方には大きなちがいがあり、ADHDのあるパートナーは雑事をすばやくこなせない、財政面での決断ができないなどと思い始めると、非ADHDのパートナーはこの普遍的真理を忘れてしまう。ついせんさくをして、自分が問題を「解決」できると思い、それが自分の問題ではないことを忘れてしまうのだ。この「新たに発見された」真理によって、二四時間もたてば、自分自身を取り戻す力が湧いてくるだろう。今の自分のような怒りっぽい人間ではない、以前のように温かくて思慮深く、倫理的で思いやりにあふれ、相手の話を聞く人間に戻っていけるのだ。私は結婚生活がひどい状態になって初めて、ずっと前から取りかかるべきだったことに専念する心構えができた――自分の考える最良の人間になろうとすること、自分自身を可能なかぎり変えようとすることだ。今から私は夫を「変える」、もしくは夫にレッスンを与えるといった行動はとらない、自分がこうありたいと思う人物が必ずやるべきことをやろう、と。

怒りは避けられないという問題については、ラーナーの文章を思い返してみよう。

怒りが避けがたくなるのは、私たちが譲歩と追従ばかりに終始しているときだ。つまり、別の人間の感情や反応に対してこちらが責任を負わなくてはならないとき。自分自身を成長させ、自らの生活の質を確保する責任を放棄しているとき。人との関係が自分自身を持つことより重要だというように振る舞っているとき。

私には夫の人生を管理する権利もなければ責任もない――そのことに気づき、これまでとはちがった振る舞いをしようと誓ったことで、私は自分自身の生活をあらためて支配できるようになった。それと同時に怒りを忘れられたのは、決して偶然ではない。もう怒りの前提となる条件が私の生活に存在しなくなったからだ。この根本的な考え方の変化が私を解き放ち、本来の私自身へと引き戻してくれたのである。

私は一時期、夫を深く愛していたし、夫も私を愛していた。健全な関係を築ける基礎は十分にあった。なのに怒り、否認、ADHDについての誤解が私たちの関係、それに個人としての私たちをすっかりゆがめてしまっていた。危機と危機が促したパラダイム変化のおかげで、私はふたたび私に戻れた。その思いがけない結末は、実際ふたりとも驚いたのだが、夫がまた私を愛するようになったことだった。ようやく彼に、自分があらゆる努力をするのに足るもの、足る相手ができたのだ。

ADHD効果と闘う夫婦の根本的な変化

もっとがんばろうとはせずに、別のやり方を試そう――これがいちばん大事なメッセージだ。でも「別の」とはどういうことなのか？　178ページの図表に基本的な考え方が記してある。どれも以下の原則を中心に回っているものだ。

- あなた個人の都合やちがいを尊重する。
- あなた自身に対して責任を負う。
- あなた自身の声に耳を傾ける――つまり、あなたがこうありたいと思う、唯一無二の「あなた」である人間に一致した振る舞いをする。
- 「ADHDを意識した」やりとりをし、選択を行う。

あなたたちが根本のところでおたがいに好き合っているなら、ふたりそろってこうした変化を熱心に受け入れようとすることで、また夫婦仲がうまくいくようになる可能性はぐんと高まるだろう。

私のときと同じように、自分たちの目指す方向を一気に変えることもできる。あるいはもっとゆるやかな方法をとることも可能だ。いずれにしても非ＡＤＨＤのパートナーは、次ページにある図表を活用し、新しく健康的な発想で夫婦関係を考えるためのテンプレートにすることができる。

こうしたパラダイム変化がADHDのあるパートナーにどういった影響をもたらすかを見てみよう。

ADHD効果のパラダイム変化
非ADHDのパートナーの場合

古いタイプ	新しいタイプ
責められるべきなのはADHDか、私のパートナーだ。	どちらを責めるべきでもないし、変化を生み出すのは私たち両方の責任だ。
薬は私たちの生活を一変させるだろう。	いい治療には「三本の脚」があり、時間と努力を要する。私も辛抱強く協力しよう。
私はADHDのパートナーに、もっといい結果を出すことを、また本人ができないことをどう埋め合わせるかを教えなくてはいけない。	私はパートナーのお守りではない。ふたりで夫婦の関係にどう貢献していくか、敬意をもって交渉しよう。
パートナーが何もできないせいで、私が何もかも引き受けなくてはならず、毎日がつまらない。	私だけが私自身の成長に責任を負い、私の人生をどうするかを決められる。
私は働きすぎで疲れきり、愛されておらず、見下されている。怒って気難しくなるのも当たり前だ。	私は自分が最もこうありたいと思う人間に一致する生き方、振る舞い方をしよう。
すべてを秩序づけることは、私たちのどちらにもためになる。	秩序は役に立つが、忍耐や共感、創造性、よく笑うこともそれに劣らず重要だ。
私はパートナーに敬意を持っていない。	私のパートナーは自分で決定を下し、その結果に従って生きていく権利を持っている。その行動をどう感じたとしても、私はそうした固有の権利を尊重する。
パートナーが私にくれるものはほとんどない。	結婚したころ、パートナーには私にくれるものがたくさんあったが、今はそれが隠れてしまっている。

ＡＤＨＤ効果のパラダイム変化
ＡＤＨＤのパートナーの場合

古いタイプ	新しいタイプ
私はいつうまくできるのか、できないのかがよくわからない。あえてやってみたいのかどうかも定かでない。	私のこれまでの一貫性のなさは説明がつく――ＡＤＨＤだ。ＡＤＨＤを完全に治療すればより一貫性が得られ、成功できるだろう。
ＡＤＨＤのせいであろうとなかろうと、私は薬を飲んでいるから、ちゃんと対処はできている。	治療を受けていない、あるいは治療の足りないＡＤＨＤの症状は、私が気づいている以上にふたりの関係を傷つけている。治療でできることはすべて責任をもってやろう。できるかぎり最良のパートナーになれるように本気で努めよう。
私はいつも人生をあるがままに受けとめる。	私は柔軟性が好きだし、人生があるがままに受けとめようとしているが、ＡＤＨＤをもっとコントロールできれば、自分で運命を切り開けるようにもなる。
私は愛される資格がなく、評価されていない。パートナーは私に変わってほしがっている。	私は愛される資格があるが、私のＡＤＨＤの症状にはそうでないものもある。ネガティブな症状を管理するのは私の責任だ。
もっとがんばりさえすれば、今度はうまくいくかもしれない。	がんばるのでなく、ちがうやり方をしよう。ＡＤＨＤを意識した戦略を活用してもっと楽に生きよう。
妻にいつもがみがみ言われるのは嫌でたまらない！	妻ががみがみ言うのは、私のＡＤＨＤに彼女が悪い影響を受けているからだ。ふたりでこの状況は変えられる！
家のなかで頭が整理できているのは妻だけだ。彼女が面倒なことを引き受けてくれる。	私は自分自身を秩序づけ、夫婦ふたりとも幸せになれるような仕組みをつくりだすことができる。

こうした事柄であれば、ふたりともすぐに取り組みを始められる。たとえばＡＤＨＤのあるパートナーは、

今日からでも徹底した治療を受けることができる。今日から夫婦ともども、自分自身に責任を持てるのは自分だけだと考えられるようになる。今日からふたりでできるいろいろな楽しいやりとりや交流をつくりだし、おたがいにパートナーからからどれだけのものをもらえているかを思い出すことができる。

明日の朝目覚めたときに、まったく新たな考え方になっているということはありうるだろうか？　たぶんむりだし、そんな苦しい経験はだれにもしてほしくない。それでも頭のなかにADHD効果のパラダイム変化を、「ちがったやり方」をするための青写真として、ずっととどめておこう。

怒りから一歩しりぞく

自分の怒りの根底にある複雑な問題を理解しても、怒りはまだ消えないだろう。怒りを忘れ、乗り越えるには、なんらかのツールが必要だ。

彼はADHDを口実にしている、そう感じます。口では手助けがほしいと言いながら、ちっとも進歩がないのは、つぎに何をすればいいかわからないからでしょう。彼はもちろん私を責めて、君がもっとやさしかったら、ぼくだってこれほど嫌な態度はとらない……君こそ薬を飲む必要があるんじゃないかと言います。でも私は、こんな生活にこれだけ長く、ほとんど薬に頼らずに耐えてきたのだから、今さら薬が必要だとは思いませんけれど。

この夫婦のように自分たちの問題の責めをおたがいに負わせているパターンは、よくあるケースだ。妻は夫のADHDが問題だと思い、夫は妻が意地悪だから我慢しようとしないと思っている。どちらも防御的だ。どちらも責任をもって状況を変えようとはしない。これを食いとめないかぎり、負のスパイラルは悪化するばかりだろう。

ラーナーが言っているように、悪循環やスパイラルのいいところは、どちらか一方がその循環の外に出てしまえば、循環はその言葉の意味からして成立しなくなるということだ。あなたの行動を変えられるのはあなた自身しかいない以上、怒りの悪循環から抜け出すのはあなたの責任なのだ。

でもおそらくおわかりだろうが、これは容易なことではない。私も夫とのあいだにできあがった怒りの循環から何度も外に出ようと試みた。「私がこれまでとはちがった振る舞いをし、彼のせいで怒ったりしないようにしよう。そうすれば彼も自分の振る舞いを変えるだろう」と考えたのだ。このやり方はほんのしばらくのあいだ効果があったが、そのあと私はいっそう腹が立った。夫の反応がはかばかしくなかったからだ。彼は私と言い合いをするのはやめ、あまり議論をふっかけもせず、私が気色ばんだときだけ反応するようになった。でも、変わりはしなかった。私のほうは、自分の行動を彼の行動に従属させ、そうすることで彼を変えられると期待していた。つまり、まちがった理由から循環の外に出ようとしていた。夫のADHD行動と完全につながったまま、私自身の理由から私自身を守ろうとするのでなく、彼を操作しようとしていたのだ。

自分の怒りを棚上げするべきだというのは、パートナーからある種の反応を引き出すためではなく、それが自分自身の利益にいちばんかなっているからだ。私がそのことを理解するには、長い時間がかかった。

あなたはこのプロセスを、私のように手探りで続けていく必要はない。あなたの怒りをコントロールするための方法を紹介しよう。いくつかは The Dance of Anger に出てくるアイデアを応用したものだ。ADHDと闘う夫婦のために、この本への引用を快諾してくださったミズ・ラーナーに感謝する。あらためて、彼女の本を一読されることをお勧めしたい。あなたがパートナーとのやりとりからとげを取り除こうとするとき、この本はまちがいなく役に立つだろう。

●ヒント＝怒りから一歩しりぞくには

・過去を悼もう。あなたの怒りを癒やすうえで重要な、だが見逃されやすい段階は、過去を悼むことだ。あなたたちはいっしょに過ごすあいだにたっぷり傷ついてきた。前に進むためには、あのころ自分たちはベストを尽くしていたということを受け入れ、ありえたはずの（でも実現しなかった）過去を悼むことが必要になる。あなたたちふたりとも、たとえそれまであまり深く感じていなかったとしても、きっと悲しい気持ちになるだろう。がんばるのではなく、ちがうやり方でやることを知った今、自分たちを許したうえで、もっとうまくやろうと誓うことだ。

・怒りを感じることと、単なる発散とを区別しよう。自分のコミュニケーションのことを考えてみてほしい。おそらく夫婦のどちらか一方か両方が、つぎのような言葉を伝えているのではないか（例はすべて非ADHDのパートナーの側からのもの）。

「どうして始めたことを最後まで終わらせられないの?! あの棚、もう三カ月もつくりかけのままよ！」

「今日はあの子たちの面倒を見てくれるって言ったのに、お昼寝はできてないし、シャツはアイスまみれだし、もうめちゃくちゃじゃない！　子どもには日課を守らせなきゃいけないのよ！」

「また遅れそうじゃないか！　どうして六〇分で出かける支度ができないんだ？」

「ぼくはいつも君のためにいろいろやってるのに、君はぼくのために何もやろうとしないんだな！」
「また請求書の支払いを忘れたの？　ほんとに無責任な人ね！」

あるいは、ＡＤＨＤのパートナーからこういう言葉が聞かれるのでは？

「もうほっといてくれ！　口を開けばがみがみ小言ばかり！」
「君は細かい言葉使いにこだわりすぎだよ！　もっと明るいほうを見て、人生を楽しんだらどうなんだ？」
「時間どおりに着こうが着くまいが、だれが気にするのよ?!」

こうした発言は怒りの生産的な表現とはいえない。不満をパートナーにぶつけることで、相手を頑《かたく》なに身構えさせているだけだ。

• 怒りを、意味明瞭で責められる要素のない、根底にある問題と「価値を認めること」に焦点を当てた発言に置き換える。あなたの考えや期待を伝えるための建設的な方法を学ぼう——たとえば、「学習する会話」、「価値の核」を利用した交渉、ポジティブな言葉で話す（どれもステップ4で取り上げる）、などだ。そして深く掘り下げる。あなたの議論していることはおそらく、自律性、失敗への不安、価値を認めることに関連しているだろう。怒りを意味明瞭な、責められる要素のない言葉で伝えることにどれほど利点があるかを強調するために、こう指摘しておこう。それとは逆のネガティブな形で怒りを伝えると（相手を責める、議論の焦点をころころ変える、大声を出す、など）、あなたの物の見方も切り捨てられやすくなり、結果的にあなた自身も傷つくのだ。得策でないことは目に見えている。

• 自分のパートナーのADHDに診断を下すのをやめる。どれほど大勢の人たちからこんな言い分を聞かされてきただろうか——「うちの夫はまちがいなくADHDです、あらゆる徴候があります」。たしかに当たっているのかもしれない。だが、たとえあなたが正しかったとしても、うつや不安障害といった疾患が併存している可能性も高い。またADHDの症状は、双極性障害や眼球運動障害などと一致することもある。自分のパートナーに素人「診断」を下すのはやめて、専門家のたしかな評価を受けるようにうながすのが、あなたたち夫婦の両方にとってベストな対応だ（もし夫が抵抗するようなら、評価を受けても必ずしも投薬などの治療に回されるわけではないことを教えてあげよう。ただ、問題に取り組むためにどんな選択肢があるかを夫婦そろって理解するのに役立つというだけだ）。

「あなたはきっとADHDなのよ」という発言も、意図しないネガティブなメッセージをパートナーに送ることで、怒りと防御の反応を引き起こす恐れがある。「あなたはADHDだと思う」ということに焦点を当てるのではなく、あなたたちの夫婦関係に存在する特定の問題に焦点を当てよう。あなたがパートナーから注意を向けられなくて寂しく感じているなら、そのことに集中する。あなた自身の気持ちをぶちまけるのでなく、建設的に議論することで、ADHDへの取り組みの種を植えることができる。くどくど説明するのは逆効果になるだろう。それにあなたの認識もまちがっているかもしれない。

診断が下ってからADHDの話をするときには、パートナーの敏感な部分に注意を払うこと。最終的には、夫婦関係のなかにADHDが存在することは、あなたたちどちらにとっても中立的な問題であるという共通認識を持てるようになりたい。それまでこの話題は、ADHDのパートナーが示す敏感さに配慮して扱うことが望ましい。

• あなた自身の怒りや振る舞いの責任は負っても、あなたのパートナーの責任が自分にあると感じることはない。重要なことなのでもう一度言おう。あなたのパートナーがあなたや彼の行動にどんな反応——たとえば怒りや否認——を示そうと、あなたがそれをコントロールすることはできない。ベストな道は、その反応の土台となる感情をもっとよく理解し、そうした反応が相手の頭のなかの論理や経験に沿ったものであることを認めようと努めることだ。それから交渉によって、あなたたち一人ひとりの要求にかなった休戦の条件を見つけられるかどうか見てみよう。

• 自分自身を注意深く観察する。パートナーの振る舞いがどうであれ、あなたは高い基準の振る舞いを保つようにしよう。相手に「点数をつける」という行動はADHDのからんだ夫婦関係ではよく見られるが、なんの足しにもならない。たとえ難しい関係にあっても、一貫して倫理的に、思慮深く行動すれば、相手の信頼を得られ、自分自身への印象もよくなる。日記をつけるという行為は、とくにストレスの多い時期に、あなたがより思慮深い行動をとるのに役立つだろう。

• 宣戦布告を表明するのでなく、自律性を表明する。自律的に振る舞う、というと、パートナーとのつながりを断つという意味に受け取る人が多い。たとえば「何もかもくそくらえよ——あんな人、もういらない！」「これからは友達に頼るわ、彼は頼りにならないから」というように。だが自律性は、必ずしもつながりが切れるという意味ではない。むしろそのつながりを、自律性でもって変化させるということだ。あなたが怒っているときは、たしかに強くつながってはいるが、ただしそれは有害な事柄——不和や問題、怒り、無能力、口論など——でつながった状態なのだ。自律しながらつながっている状態、とくに夫婦関係の基盤となる事柄——ポジティブで意味のある感情や活動——をずっとそのまま保つことを、目標のひとつにするべきだろう。

• 断固とした、だが愛情に満ちた態度をとる。これは非ADHDのパートナーの大半にとってとても難しいことだ。とくにＡＤＨＤの診断をまだ受けていないときは、断固とした立場に立って、ＡＤＨＤのパートナーに自分のＡＤＨＤの症状に取り組むようにとはなかなか言えない。むしろＡＤＨＤ的な振る舞いを黙認し、尻ぬぐいをするほうが簡単だ。とくに女性は、断固とした立場をとるより、自分を後回しにして他の人たちを「ケアする」よう教えられる。さらに女性の多くは、断固とした立場をとったときに起こるかもしれないことを恐れて——離婚になるのではないか？——いる。でも、波風を立てないため、あるいは話をややこしくしないために、あなたが何度も尻ぬぐいをしたり、自分の気持ちを犠牲にしたりしても、夫婦関係の根底にある問題に取り組むことにはならない。ただ不満と怒りを生み出すだけだ。

またＡＤＨＤのある妻や夫にしても、正当で断固とした立場をとるのは容易ではない。優先順位や要求をじっくり考え、一貫性と愛情をもってそれを伝えるよりも、深い関わり合いから遠ざかるか、心理的な盾をめぐらすことでパートナーの怒りを受け流すほうが簡単だ。衝動コントロールや階層的なものの考え方が難しいことが、さらにその点を悪化させる。でも往々にして、簡単なことがベストだというわけではない。ＡＤＨＤの妻や夫は自分の欲求を、たとえばパートナーから評価されたい、尊重されたいといった気持ちを明確にし、伝える方法を知らなくてはならない。これは骨の折れることだし、ときには不愉快な目にあうのもいとわないだけの熱意が必要になる。けれども自己評価が低かったり、長期的に見てベストなことよりたった今気持ちのいいことに熱中するような人にとっては、難しいことかもしれない。

怒り、不安、否認の核心を見つける

怒りや不安、否認を乗り越えることは、あなたたち夫婦が直面するなかでも最大の難問となる。それはまた、そうした感情の裏にあるものをより深く理解するうえでも役立つだろう。たとえば、ADHDのあるパートナーの頑《かたく》なにかまえた態度は、家庭での自分の立場が不安定だと感じていることを反映しているのかもしれない。また非ADHDの妻にとって、夫がやりかけた用事を終えられないことへの不満は、夫が自分のことを気にかけていないのではという不安を表すものかもしれない。

ADHDに通じたすぐれたカウンセラーは、こうした問題を掘り下げるのに手を貸してくれる。加えて、あなたが自分自身と建設的なブレインストーミングをすることで、夫婦相互の欲求について興味深く重要な会話をするための素材が手に入る。隠された動機を知るためのブレインストーミングのやり方については、巻末の「ワークシートと各種ツール」でくわしく説明している。

何かの引き金によって、古き悪しき時代に引き戻されないように

慢性的な怒りや失敗への不安を克服するには時間がかかる。たとえうまくいき始めたあとでも、古い怒りのパターンにふたたび落ち込むことは想像以上にたやすい。そこにはあなたを「古き悪しき時代」に引き戻す、特定の引き金がある場合が多い。つぎの例を考えてみよう。

私たちが結婚生活をやりなおそうと決めてから一年ほどのあいだ、夫は私がちょっと声を張り上げると、決して貫けない盾の後ろにひっこんでしまいがちでした。大声を聞くたびに、私にけなされていたころに味わった苦痛をすべて思い出すのです。そうした記憶の痛みはとても強くて、彼が自分を守るにはただ「隠れる」しかなかった。それに私も、とくに彼が何も気にかけていない、聞いていないという素振りを見せたりすると、

過去へ「引き戻され」たりもしました。彼が一度、私の仕事用電話のサービスの変更手続きを引き受けると約束したことがあります。その件では、何度もコミュニケーション不全を経験しました。電話会社が私の電話番号を変えるよう言ってきたとき、彼は今の番号を手放すまいとした――でも私にとっての最優先は、サービスを打ち切られないことだったのです。すごく重要なことなのに、いっこうに進展がないもので、私はつい彼にがみがみ言ってしまいました。すると彼はもうその計画のことを話そうとしなくなり――コミュニケーション不全が起こったのです。彼としては私のためになると思って争っているつもりでも、私の仕事に何がいちばん必要かという点は無視していた。私の電話は予告もなく、結局一週間止められてしまいました。そして以前に彼から無視されたときの悪い記憶がどっとよみがえってきたのです。

幸いなことに、引き金となるものへの反応はコントロールできる。まずやるべきなのは、あなたが今悪い気分に陥っているのは、あなたの現在の状況の反映ではなく、あなたの過去に対する情緒的反応の現れであるのを思い出すことだ。人間はときどきミスをするけれど、今はあなたたちふたりともよくやっている。それを覚えておこう。つぎに以下のとおりにやってみる。

- 引き金となるものをあなたの目の前にある物体としてイメージし、それを両手で「つかみ」、わきへ押しやる。
- あなたのパートナーと、引き金となるものについて話し合う。「あなたが電話番号を変えさせなかったせいで、私は今すごく困ってるの。でもほんとうに嫌なのは、このことが〝古き悪しき時代〟を思い出させて、胃のあたりがきゅっとするからよ」（パートナーへのヒント：引き金となるものの正当性を認めよう。共感を持って接しよう。この痛みをやわらげるのは難しいものだ）。

・あなたの過去の痛みが正当なものであることを認める。でも今感じている痛みは、自分が過去に引き戻されているということではない。過去が今のあなたに「取りついて」いるだけだ。今のあなたは自分の反応をコントロールできるし、特定の題の引き金となるものに対処できる手法を身につけている。

・引き金となるものへの反応が起きたとき、それをパートナーのせいにしたいという欲求に流されてはいけない。そうではなく、自分のためになるような行動をとろう。私は電話のサービスが打ち切られたとき、友達や仕事関係の人たちにメールをして、電話をするときは携帯にかけてくれるよう頼んだ。

引き金によって悪い感情が生まれたときは、私は自分の反応を選べるのだと信じよう。怒りをすべて取り除けはしないが（それは不自然だ！）、あなたたち夫婦がその怒りを認め、処理するためのベストな方法を見つけ出せるよう努めることはできる。

ステップ3：夫婦ふたりで治療を受ける

「適切な助けがなければ、ADDはあなたに災いをもたらし、悲惨な境遇に陥らせかねない。だがうまく御しさえすれば、ADDはあなたの人生を高め、美しくきらめかせる」

——エドワード・ハロウェル

ここでは特定のタイプのADHD治療をくわしく見ていくことはしないが、かわりにエドワード・ハロウェル博士とジョン・レイティ博士の Delivered from Distraction をお勧めしておこう。ADHD治療のさまざまな選択肢を広く紹介しているすばらしい本だ。この章では以下のことに焦点を当てる。

- 効果的なADHD治療は三本脚の椅子に似ている。
- 結婚という枠組みのなかで、あるタイプの治療がとくに重要になるのはなぜか。
- ほとんどの場合、治療が夫婦のどちらにも必要になるのはなぜか。
- 治療が進み始めてから、夫婦関係にどんなパターンが見られると予想できるか。

単純な言い方をすれば、もし夫婦関係が難しい状態にあるなら、ADHDを持ったパートナーがなんらかの治療を受けようとするべきだ。ADHDを持った人が独身なら、治療を受けなければその結果は主に自分に返ってくる。仕事を失ったり、人間関係で失敗したり、身辺を整理し続けるのに苦労する。だがそこから生じるストレスは、基本的に本人のものだ。

夫婦のように関わりの深い関係ではそうはいかない。信用格付けの低下は夫婦の両方がかぶることになり、偏った責任と負担は非ADHDのパートナーにはなはだしい心身のストレスをもたらし、壊れた夫婦関係は夫と妻だけでなく子どもたちにも影響を及ぼす。ADHDを評価してなんらかの治療をしなくてはならないときに、その必要性を無視するのは無責任な行為だ。ADHDを持っていても世界が終わるわけではない。ADHDという診断はむしろいい知らせなのだ。ADHDの症状を管理する効果的な方法はたくさんあるのだから。しかしその治療を受けずにいれば、非ADHDのパートナーが壊れてしまう可能性は避けがたいほど大きくなるだろう。

ADHDはほうっておいてもなくならない

いろいろな難問に対処するとき、避けて通るほうがすぐれた方策となる場合もあるが、ADHDにはまったく役に立たない。ADHDは脳の生理学的な特徴に根ざしたもので、近視が眼の生理学的構造に根ざしているのとちょうど同じだ。あなたにADHDがあるなら、それを「避けて通る」ことはできない。だがADHDを持った人はだれでも、ADHDがマイナスでなくプラスに、あるいは少なくとも中立的に働くような人生を工夫して送ることができるのだ。

視力が弱ければ、メガネをかける。ADHDがあるなら、治療を受ける（ADHD治療がメガネほど簡単なものだったらどれほどすばらしいだろう！）。この場合の治療とは、ただ「もっとがんばる」とか、薬を飲むとか、あなたの容赦ない非ADHDのパートナーが急に天使になって状況が魔法のように一変すると期待するとかいったことではない。たとえ非ADHDのパートナーがいきなり天使のようになったとしても、本物の治療を受けないかぎり、ADHDは変わらない。脳の仕組みは元のままだし、その仕組みから生じる結果も元のままだ。

ADHD治療をしないという判断は、中立的な行為ではない

ADHDを治療するかどうかの判断は全面的に、ADHDを持った当人の責任となる（その治療をめぐる判断にどう反応するかは、非ADHDのパートナーの責任だ）。悲しいことに非ADHDのパートナーは、これが死活問題（自分たちの結婚にとっての）のように思えるために、とにかく治療をするようがんがん急きたてたい気持ちに駆られる。でもそれはADHDを持った当人を防御的にし、ほぼ必ず逆に問題を大きくしてしまう。

それでもADHDのあるパートナーは、ADHD治療をしないという判断が中立的な行為でないことをわきまえなくてはいけない。ADHDに正面から取り組まないと決めてしまうのは、現状で問題ないと判断するということだ。しかし非ADHDのパートナーのほうは、すでに現状ではよくないと判断しているので（だから治療の話が出てきたのだろう）、以下のような不愉快な選択を迫られることになる。

• ＡＤＨＤの治療をするようパートナーに強く迫る（たいていうまくはいかない）。
• 治療はしないがパートナーに変わるよう強く迫る（やはりたいていうまくいかない）。
• 交渉次第ではウィン‐ウィンの関係になるかもしれないのに、自分にとって大事なその可能性を一方的に手放してしまい、しばしばうつや怒りに落ち込む。
• 夫婦関係を終わらせる。

三つ目のポイントはとくに大きな意味を持つ。これは非ＡＤＨＤのパートナーの大半がたどる道で、彼らが徐々に（徐々にどころではない場合もある）慢性的な怒りや憤りに落ち込んでいく理由の説明にもなっている。ＡＤＨＤのある妻や夫がまじめに治療を受けようと決断したとすれば、希望に満ちたメッセージを送ることになる。自分は夫婦関係がうまくいくよう本気で願い、リスクを負ってでも改善に取り組もうとしているのだという意味になり、パートナーにもその取り組みに加わってほしいという誘いかけにもなる。また、自分にはＡＤＨＤの知識があり、努力すればＡＤＨＤのある日常を改善できることがわかっているのだというサインにもなる。もし治療の効果があがらないとわかれば（だが、こうした治療はたしかに、ＡＤＨＤのある人たちほぼすべての状況を改善するのだ）、当人が続けようという気をなくすだろう。ただし言っておくと、治療をしようと決めることは、症状が大幅にやわらぐまで効果的な治療を続けるということと同じではない。ＡＤＨＤ治療はきわめて積極的なプロセスだ。ただ薬を飲んで、改善するのを待つというのとはちがう。いろいろ試しては、効果を測り、また試すことをくり返すうちに、生活を改善しＡＤＨＤの症状を効果的に軽減するさまざまな方策を見つけられるようになるのだ。

なぜ夫婦のどちらにも治療が必要なのか

これだけ書けばもう、ADHDのある人に治療が必要なわけはあきらかになっただろうが、非ADHDのパートナーには必要ないと決めつけるのはまちがっている。自分も治療を受けることで、ADHDのパートナーの変わろうとする努力がよくわかるし、夫婦関係がまたうまくいくように相手を支える環境をつくりだすのにも役立つ。あなたにADHDがあって、パートナーからの絶え間のない要求に追い回されていると想像してみてほしい。あなたは家の雑用の一部をまともな時間内にこなせるようになろうとして、ADHD治療に励んでいる。なのにパートナーは相変わらず悪意に満ちている。あなたはまだ「十分に」変わっていないか、あなたの選んだやり方が「正しく」ないということだ。それであなたは何を得ただろう？　結婚生活は改善しただろうか？　そうはならない。あなたはがんばっているが、相変わらず追い回されている。あるいはあなたが非ADHDであって、ADHDのパートナーにずっと機嫌よくやさしく接しようと決めたとしよう。でもADHDのパートナーは何も変わらず、注意散漫で怒っていて、距離を置いたままだ。あなたはそれでも機嫌よくしていられるだろうか？　そんなわけがない。

ADHDのからんだ結婚生活では必ず、非ADHDのパートナーがきわめて切実な問題を抱えている。これにはきちんと取り組んで、結婚生活のネガティブなパターンから抜け出さなくてはいけない。非ADHDのパートナーが冒されることの多い不調のごく一部を紹介しよう。

- うつ
- 不安

- 慢性的なストレスと、そこからくる身体上の問題
- 怒り
- いじめなどの行動上の問題
- 慢性的な怒り
- ネガティブで、効果的でないコミュニケーションのパターン
- 絶望感や、自殺願望
- 自己嫌悪

肝心なのは、夫婦どちらにも治療は必要だということだ。やせ我慢をしてはいけない。ADHDに通じた専門家の助力を求めよう。

三本脚の椅子

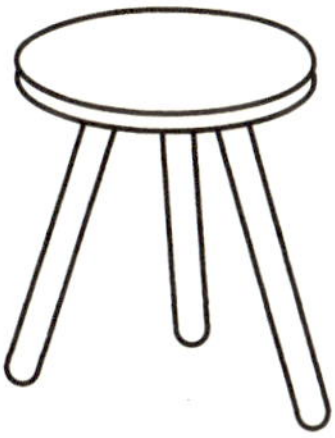

結婚しているADHDの成人の場合、最適な治療は三つのパートに分かれる。最初の二つはADHD治療にはつねに有効なもので、三つ目は人間関係の改善に特化している。いい治療とはこの三つによって成り立つもので、私はそれを三本脚の椅子にたとえるのが好きだ。ADHDの最適な治療には、この三つの脚すべてがなくてはならない。

一本目の脚：あなたの体に物理的変化を起こす。ADHDは脳の物理的特性がもたらす結果なので、物理レベルで取り組むのがしばしば最も効果的だ。

二本目の脚：行動（習慣）上の変化を起こす。物理的なちがいが症状や行動として表れてくる。物理的変化の恩恵を利用しないまま、何十年間にもわたって編み出されてきた対処戦略は、最適なものとはいえず、深い人間関係のなかでは自滅的に働くことも多い。

三本目の脚：パートナーとのやりとりに利用できる戦略をつくりだす。ここにはコミュニケーション戦略や、解決しようとする問題に階層構造をつくりだすことも含まれる。一度にぜんぶはむりなので、最も意味のある症状や習慣を選んで取り組むことが重要なステップとなる。

私の知るかぎり、この三本目の脚についてくわしく研究した人はいないが、きわめて多くの研究から、物理的変化と行動上の変化を組み合わせるほうがどちらか一方だけの場合よりも効果的であることがわかっている。たとえば、投薬だけでも効くことは多いが、最適とはいえない。脳の働き方を変えるのは出発点としてすばらしいけれど、大事なのはその変化した脳で何をやるかだ。つまり行動こそ、あなたとパートナーが最も気がつきやすいものなのだ。

ADHDのある人が物理的な変化なしに、「ただがんばる」ことで行動上の変化を起こせるというのは、よくある誤解だ。それはADHDのある人がこれまでずっと努力してこなかったという前提にもとづいている。でもそんなことはない！　概してADHDのある人たちは、とてもがんばっている。なのに頭の仕組みの一部（集中が続かない、階層構造をつくりだせない、衝動的である、など）がじゃまをするのだ。だからいい結果を出すには、行動上の変化を起こせるように、ADHDの症状にじゃまをさせないようにする必要がある。

つぎの図表は、それぞれの領域でＡＤＨＤに効果のある治療のごく一部を紹介するものだ。

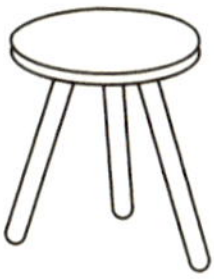

典型的な「一本目の脚」の治療

物理的変化

内　容	効　能
投　薬	薬の効果が持続するあいだ、脳の化学的バランスが変わる（ドーパミンの値も上がる）。
有酸素運動	運動のあと数時間、脳の科学的バランスが変わる。新しい神経経路ができるよううながす。
魚　油	脳のドーパミン値を上げるほか、多くの効能がある。
食と睡眠の習慣の改善	ＡＤＨＤに関連した部分も含め、体があらゆる次元で最高に働くようにする。
ニューロフィードバック、脳訓練、ＩＬＳ	脳を訓練し、特定の神経経路を用いて難しい作業ができるようにする。

ILS：integrated Listening System、脳の機能を改善する多感覚を使うプログラム

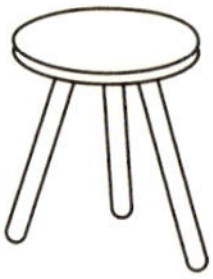

典型的な「二本目の脚」の治療

行動（習慣）上の変化

内　容	効　能
手荷物リストのひな形をつくって印刷し、どんな旅行でも荷造りのときに使えるようにしておく。	以前やったことを一からやりなおして時間をむだにしたり、ＡＤＨＤのある人が注意散漫になって大事なことを忘れたりする確率を減らす。
アラームやメモなど、形になって残るリマインダーをつくりだす。	仕事を「今でない」のカテゴリーから「今」へと戻し、やる気が出やすくする。
レコーダーを持ち歩き、アイデアややるべきことが浮かんだらすぐに口で言って録音する。一日の最後にそれをリストに移す。	そうしたアイデアをまた忘れてしまう前に、いつどんなふうに浮かんだかとは関係なく保存できる。ＡＤＨＤの人たちは頭のなかで優先順位をつけるのが苦手なので、そのためにリストにして整理しておく。
家の清掃業者を雇う。「専門家」を雇うことで、ＡＤＨＤの整理下手の埋め合わせをする。	銀行口座を別々にする。衝動買いのくせのあるＡＤＨＤのパートナーが使える予算を限定することで、非ＡＤＨＤのパートナーの財政的な不安をやわらげ、家計のストレスを低減する。

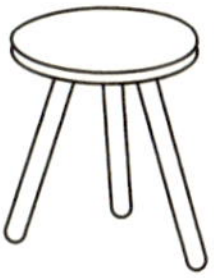

典型的な「三本目の脚」の治療
パートナーとの関係

内　容	効　能
時間を決めて週に一度、家事の整理や割り当て、追跡調査をいっしょにやる。	ＡＤＨＤの妻や夫が計画上手なパートナーに頼りながら、どちらもやるべきことや予定を明確にできる。これがリマインダーの役割も果たす。
言葉によるサイン。	口論がエスカレートするのを止めるために使う。双方があらかじめそのサインにどんな意味を持たせるか、それがなぜ重要かという点で合意しておく。それによってこのサインを「中立的」なものにできる。
いっしょに過ごす時間をスケジュールに組み込む。	つながりを保つうえで重要な活動を予定に入れることで、散漫性を管理できる。

治療を進めることは、非ＡＤＨＤのパートナーにはあきらかに役立つが、何年も失敗をくり返してきたＡＤＨＤのある当人は複雑な気持ちだという場合が多い、あるＡＤＨＤ女性はこんな言い方をしている。

私は薬には抵抗があります。それも問題のひとつですが、もうひとつの大きな問題は私の感じ方にあります。つまり、薬の助けを借りずに、自分の力でなんとかするべきなのじゃないかと感じるんです。それに白状しますと、薬を飲むときに（それも途切れがちですが）自分がどれだけ役立たずかを思い知らされてつらくなってしまう。ほんとうにつらくてならないんです。

こういう論理の流れは実のところ、本人のなかでは一貫しているし、長年の失敗続きで培われた自己イメージの低さに関係している。この女性はこうした化学的アンバランスを、ホルモンのバランスが崩れたのと同じように考えればいいのではないか。たとえば、もし彼女が医師から、あなたはエストロゲンの分泌が足りないと言われれば、薬を飲んでその問題を解決することをためらわず、もっと自分でホルモンをつくりだせるようになるべきだなどとは考えないだろう。ＡＤＨＤの最大の要因は、化学的なアンバランスなのだ。だから生理学的な治療によって「正す」ことが大きな意味を持つ。

治療のオプションに優先順位をつける

自分たち夫婦の関係を注意深く見つめ始めると、多くのＡＤＨＤの症状から影響を受けていることがわかってくるだろう。でも、幸せな結婚生活という点から見れば、そのなかでもとくに重要なものがいくつかある。

ADHDのある人は一度にいろいろなことに取り組むとどうしても圧倒されてしまうため、まずは夫婦関係に最も大きな改善をもたらしそうな症状に取り組むべきだろう。そのリストにほぼ例外なく入ってくるのが散漫性だ――おとなのADHDが持ついちばんの特徴で、とくに夫婦関係には有害なものである。この散漫性からどんな振る舞いが生じるのか？　そして他の症状からは？　散漫性に関連した行動のなかで、何よりもまず修正するべきものは？　夫婦それぞれがその修正にどう関わるべきか？　まず何から試すのか？　効果のほどをどうやって判定するのか？

疑問はいくつも出てくるが、階層構造をつくりだすことは総じてADHDには得意でない。多くの理由から、ADHDのある妻や夫は、治療にどう取り組むかについて頭を整理するのに助けが必要になる。それにはADHDによく通じた医師やカウンセラーが役立ってくれるだろう。

しかも散漫性は、夫婦ふたりが関わり合うのにちょうどいい領域だ。ただしこの時点では、あなたたちふたりともが「治療中」であることを覚えておくこと――ADHDのあるほうは、ADHDの症状の最適な治療法を見つけて新しい習慣を生み出そうとする。そして非ADHDのほうは、自分自身の反応や問題をどう治療するかを考え、ADHDの症状がやわらいだときに新しいやりとりのパターンをつくりだそうとする。非ADHDのパートナーがADHDの治療に貢献しようとするなら、以下のことを頭に入れておくといい。

- ADHDの治療は、ADHDのあるパートナーだけが責任を負うべきものだ。あなたがそのパートナーから治療に加わってくれと「誘われた」としても、その誘いがあなたを「コントロール下」に置くことにならないかどうかを確かめる。もしその可能性があるならいったんしりぞいて、コントロールとは関係なく支援できる方法を考えよう。

・夫婦のどちらかが何か進歩を示したら、必ず褒めたたえるようにする。ネガティブな思いはポジティブな形で発散させる方法を見つけよう。そのためには、パートナーとよりよいコミュニケーションをとるための手法を使うか、少なくとも初めのうちはそうした思いをどこかに置いておく。ネガティブなことを口にすると、治療の初期段階では後退のきっかけになりやすい。

・治療の効果を判定するのは、ふたりそろってでなくてはいけない。ADHDを持ったパートナーは、とくに行動面で治療が効いているかどうかわからないことが多い。たとえばADHDのパートナーは、仕事場では集中力が上がって結果が出るように思えるため、治療が「効いている」と考えることがある。けれどもその集中力が、非ADHDのパートナーに注意を向ける（それ以外にも家庭で意味のあるポジティブな行動を示す）という形で現れないかぎり、治療が家庭で効果をあげているとはいえない。また、周囲は変化に気づいているのに、本人は薬が効いていると感じられないという場合もある（これはわが家で実際にあったことだ）。

・言葉によるサインを定着させることは、家庭内でのADHD治療を管理する方法を知るうえで重要なパートだ。夫婦のどちらかを過去に引き戻す引き金となるものを管理する方法もまたしかり。これは夫婦いっしょにやらなくてはならない。つぎの章でページを割いて説明しよう。

・専門家の指導は役に立つ。必ずADHDをよく知るカウンセラーかコーチを利用するように。

治療の進み具合いを測るには

治療の進み具合いをどういったやり方で測るかは重要でないが、測るときに何を選ぶか、何がどうなれば成功なのかという定義づけは重要になる。そこには多くの夫婦が陥るわながあり、長年苦労してきて双方の怒りが積もり積もっているような夫婦の場合はとくに危ない。

これは立てないほうがいい、という「目標」もある。たとえば、ADHDの妻や夫が非ADHDになる、といったものだ。

・非ADHDのパートナーと同じ時間または同じ量だけ、家事ができるようになる。
・非ADHDのパートナーと同じように子育てをする。
・衝動的に行動しない。必ず前もって計画を立てる。

ADHDの存在に配慮した目標はつぎのようなものだ。

・ADHDのある妻や夫が、非ADHDのパートナーから注意されなくても、意味のある量の家事ができるような仕組みをつくりだす（ここでの「意味のある量」とは、夫婦双方が納得できるだけの量ということ）。
・子どもたちにとって安全な、また本人たちが両親からちゃんと気にかけられているとわかるような育児のやり方をする。
・家族の日常を盛り上げるような思いつきの行動を褒《ほ》める一方で、だれかを身体的、感情的、財政的な危険にさらすような衝動的な行動はやめさせるような仕組みをつくっておく。

あなたがどういった目標を選んで焦点を定めたかにかかわらず、夫婦双方がまたおたがいに共感と愛情を示し、相手を傷つけずに気持ちを伝え合えるようになったとき、治療は成功したといえる。そうした環境では、ＡＤＨＤという複雑な要素があったとしても、あれこれの実務的な問題を解決できるようになる。

結婚カウンセラーやセラピストやコーチを利用する

いろいろな問題に優先順位をつけ、治療をする共通の目標をじっくり考えるときは、外部の助けを求める絶好の機会だ。本はもちろんだが、ＡＤＨＤに通じたカウンセラーやセラピスト、コーチを選ぼう。でなければ、セラピストがＡＤＨＤの持つ意味を、そしてあなたたちの問題の根本原因を見落とし、結局また責めのなすり合いに戻ってしまいかねない。

すぐれたカウンセラーは、あなたが過去のことより今ある問題に集中できるよう手助けをしてくれる。そのおかげで時間をむだにしたり、つらいことを思い出さずにすむようになる。まじめな話、今起きていることを理解するために過去にあった痛みをすべて掘り返すことには、まったく意味がない。ＡＤＨＤは続いていく。以前はそのことがわからずにいたとしても、今はわかっている。たしかに、ＡＤＨＤの症状とその症状に対する反応があなたたちの人生にどんなパターンを持ち込んできたかを理解できれば、おたがいを許せるようになるかもしれない。でも今やるべきなのは、どうやってまったく新しい方向へ進んでいくかを考えることだ。

すぐれたカウンセラーは、以下のような問いかけをもってあなたに働きかける。

- ＡＤＨＤのことがよく理解できた今、ＡＤＨＤを持ったパートナーはどうやって効果的に症状を管理するか？
• 非ADHDのパートナーは、そうした症状への反応をどうやって効果的に管理するか？
• 人によって脳の働き方にちがいがある以上、コミュニケーションの障壁は必ず存在するが、どうやってそれを乗り越えるか？
• どうやってあなたの人生をもっと効率的に整理し、夫婦がおたがいの強みと弱みを取り入れられるようにするか？
• どうやっておたがいのつながりを強め、以前感じていた愛情を取り戻すか？
• 個人であるあなたと、夫であり妻であるあなたとのバランスをどこでとるか？

あなたがADHDや自分たち夫婦に及ぶ影響のことがよくわかっていて、そのうえで特定の習慣を変えようとしているのなら、ADHDコーチがいい選択肢になるだろう。すぐれたコーチはADHDをうまく管理するための、ADHDを意識した戦略を集中的に授けてくれる。コーチの多くはまず短いセッションを実地に行い、うまくいく関係がどんなふうになるかという感触を教える。さらに、あなたたちの変わろうという意思を見ようとする場合もある。ADHDのある本人に自ら大きく変わろうとする覚悟がないのなら、コーチを雇っても意味はないだろう。

ことADHDに関していえば、これこれの方策を用いるべきだといったアドバイスは必ず効果が保証されていて、セラピストたちのお墨付きもある。ADHDの影響下にある人たち（および夫婦）に何が効くかという知識はどんどん蓄積されている。あなたがあらためて確かめたり、自分で見つけ出そうとしたりする必要はない。セラピーの一環として、すでに確立しているコーチやカウンセラーの知識を利用すればいいのだ。

では、あなたの助けになる人物をどうやって見つければいいのか？　最終的には個人的な相性になってくるが、あなたにぴったりのカウンセラーを探すための方法はいくつかある。すぐれた結婚カウンセラーはあなたの結婚生活を好転させる力になってくれるか、少なくとも自分はできるかぎりの方策を探ってきたという自信を持たせてくれる。すぐれたコーチはあなたの習慣を変えようとする努力を安定させ、測定可能なものにしてくれる。

●ヒント＝専門家の助力を求めるには

・かかりつけのセラピストに、あなたたち夫婦の方向性や組織性、ガイドラインを教えてくれるように頼んでみよう。あなたたちの深い感情を「あきらかにする」のもいいし、そのことはたしかに全体のプロセスの一部にもなるけれど、ただ理解を深めるというだけでなく、具体的に状況をよくするために行うべきだろう。とくに男性の場合、セラピーにかかるのは結婚生活を守り、問題を解決することが目的であって、自分自身についての知見を得ようという人は少ない。すぐれた夫婦療法のセラピストなら、そうした点を考慮してくれるだろう。

・夫婦のどちらか一方をしきりにたたいたりするようなセラピストや、あなたが好きになれないコーチについていく必要はない。ADHDのあるパートナーが標的になる場合もあるし（「あなたは進んでやると言っておきながら、なぜ変わろうとしないのですか？　あなたには自己愛的な傾向がありますね」）、非ADHDのほうがそうなることもある（「あなたはそこまで張りつめた態度をとるのはやめて、パートナーを休ませる必要があります」）。セラピストがつねにどちらか一方の側につこうとしたり、コーチの考えが整理できていない、相性が悪いといった場合には、別の人を探したほうがいい。

・あなたの結婚生活を裁いたり損なったりするカウンセラーに気をつけること。「あなたたちのような問題を抱えた夫婦はたいてい長続きしません」「他の人といっしょになったほうが幸せでしょう」などと言ってくるセラピストはもめごとの種だ。あなた自身が自分の結婚に疑いを持つのは当然だとしても、それを助長するのではなく、できるものなら克服できるよう手助けするのがカウンセラーの務めなのだ。アメリカでは結婚や家族を扱うセラピーには、結婚を続けるべきか離婚するべきかを相談者に言うことを明確に禁止する倫理規定がある。それでも、これはあなたを幸せにするためなのだというふうを装って、そんなことを言ってくるセラピストは大勢いる。

・何より大事なのは、現在と未来に目を向けようとするセラピストを探すことだ。私と夫も夫婦間の問題の答えを求めて、さまざまなタイプのカウンセラーにかかった。一年間かけて「自分の気持ちを深く探る」こともやってみたが、そのカウンセラーは夫婦関係や私の人生にほとんどなんの効果ももたらさなかった（なのにお金はたっぷりかかった！）。夫とともにあるカウンセラーにかかったときは、夫がその人の能力を疑っていたせいで、やはり進展は得られなかった。夫がかかったまた別の（個人）カウンセラーは、私と離婚してガールフレンドといっしょに暮らせば幸せになれると勧めた。やがてようやく、ある有能な女性カウンセラーに出会ったことで、私たちの関係にとってほんとうに必要なことだけに集中できるようになった。彼女は私たちを現在に集中させようとしたが、そこにはこんな認識があった――夫婦が前に進むためには、今日やること、そしてふたりで迎えたいと思う明日を基盤として、過去を忘れ、おたがいに新しい関係をつくりだしていくのが最高の方法なのだ。

ADHDに対処しようとする夫婦にとって、現在のことに焦点を当てさせてくれるカウンセラーを見つけることが大事な理由は、以下の点にある。

・ADHDのある人たちは、基本的に現在に生きている（「今か今でないか」の時間帯を思い出そう）。だから現在に焦点を当てるセラピーにかかる場合は、そのことが強みになる。

・現在の改善に思いをはせることは、夫婦をともに過去の泥沼から引っぱりだすのに役立つ。ネガティブな出発点とはちがった変化のためのポジティブな基盤を与えてくれるのだ。

・セラピストは「昨日のあなたはできるかぎりのことをしていた。今はそれを忘れるときだ」というメッセージを強調して伝える。ADHDが生み出す問題の「解答」は、今ADHDそのものを治療すること（そしてADHDへの対処から生じた他の問題を治療すること）でしか見つからない。過去のADHDを治療するわけにはいかないし、それはただ受け入れるしかない。今日こそが治療を始める日だ。今日と明日こそがあなたの人生が進んでいく方向なのだ。

気の進まないパートナーがADHDを受け入れて治療をするようになるには

あなたが結婚生活を「修正」しようといくら努力しても、パートナー（ADHDのあるなしを問わず）が乗ってこないというのは起こりうることだ。非ADHDの妻や夫は私によくこうたずねてくる。「私が妻に（夫に）自分たち夫婦の問題について話そうとするとき、どうすればちゃんと話を聞くようにさせられるのでしょう？」。一言でいうなら、パートナーがその気にならないかぎりはむりだ。でも、これは苦労している夫婦の多くで問題になっている事柄のようなので、もう少しくわしく説明しよう。

私はこのテーマについて、夫の意見を求めてみた。おたがいにまじめに会話をするということが私たち夫婦にとっての大問題だったことがあるからだ。私はそのころ、自分たちの問題について話し合い、なんとか取り組もうと必死だった。でも夫は乗ってこなかった。理由はさっぱりわからなかったが、あるときこう聞いてみた。「ADHDのある人たちが、頑として自分のADHDの話をしたがらないのはなぜだと思う?」。夫の答えはこうだった。「その質問をする人が、自分がほんとうは何を、どんなふうに聞いているかを知る必要があるんじゃないかな」

なんのアドバイスにもなっていないように思えるだろうが、でもこう考えてみよう。私はどうしても夫の注意をひきたいときには、とにかく自分の言い分を強調して急きたてていた。必死になればなるほど、激しく急きたてた。ふたりにひどい痛みをもたらしている問題を解決しよう、せめて話をしようと必死だった。この夫婦の苦闘が始まる前は、自分がこの世界でとても順調にやっていけていると感じていたし、夫のことも含め、今の状況を修正するためのすばらしいアイデアもたくさんあると思っていたからだ。それでことあるごとに「手助け」をしようとした。それがうまくいかないと、がみがみ言って彼を悩ませた。そしてとうとう、お願いだから話に加わってと訴えた。でも、私のあきらかにみじめな様子を目の当たりにしても、彼はまだ「私たちのこと」を話そうとはしたがらなかった。彼が私に関わるのを拒むたびに、私はどんどん不満を抱き、自分を見失っていった。

私の不満は、夫に対する口ぶりからもあきらかだった。「ねえ、私たちにはこれこれの問題があるの、それを修正しなきゃいけないのよ!」。修正しなくてはいけない問題があるのは「あなた」なのだと、そう言っているのも同然だった。これがもし「私の」問題だったら、自分だけでとっくに修正してるわと、私が心で思っているのを夫はよくわかっていたのだ。それでも彼はフェアに振る舞おうと努め、私たちはがむしゃらにいろいろな方法を試した。おたがいに「ことさらやさしく接する」こともやってみたが、自分たちの根底にある怒りや彼のＡＤＨＤの症状にちゃんと取り組んでいない以上、言葉遣いとはうらはらに、行動が内心の怒りを表してしまっていた。やさしくしているつもりでも、私は相変わらず彼を「修正」しようとしていた。それが外に現れていた。

おたがいに距離をとろうともしてみた。でもご想像どおり、夫婦がおたがいに遠ざかることは、仲直りの効果的な方法ではない。

長期的な変化は、夫婦それぞれの心のなかからしか生じない。だがそれでも、賢い手を使えば、ＡＤＨＤのあるパートナーを促して自ら変わろうと思わせられることもある。つぎの投稿では、ＡＤＨＤのある男性が、妻の計略によって自分がＡＤＨＤであることを認められるようになったいきさつを説明している。

最初に強調して言っておくと、私はＡＤＤなんてものは、小学校の教師が言いたてる流行だと思ってました。うちの子たちがそんなものの評価を受けるなんてありえない。ましてこの私が、と。ところが一三年前のある日（当時、四四歳でした）、妻がこう言ってきたんです。うちで雇っている従業員のひとりがＡＤＤなんじゃないかと思う、だから彼の状況がよく理解できるように、あなたも Driven to Distraction という本を読んだほうがいいと。そして当然のように、妻はたまたまその本を手元に持っていました。まだ読んだことのない人のために言っておくと、この本の中盤あたりには一〇〇の質問のリストがあります。その質問に答えていき、「イエス」がある程度の数になったら、ＡＤＤの検査を受けたほうがいいということでした。その質問を読みながら自分もやってみると、「イエス」か「どちらかといえばイエス」が八五パーセントになり、私も自分とＡＤＤのことをもっとよく知るべきだと気づいたのです。みんながこの質問をやってみるべきだと言うつもりはありません。この本に書いてあることを読んでいると、質問のところへくるまでに、ＡＤＤがそんなに怖いものではないことがわかってきたからです。自分がＡＤＤであることを受け入れられるようになるうえで、大きく立ちはだかる障害のひとつは、本人が自分に「欠陥品」とレッテルを貼ってしまうことです。私をなだめてくれたハロウェル博士の言葉はこの二つ、「ＡＤＤの脳と、正常な脳があるのではない。あるのはＡＤＤの脳と、非ＡＤＤの脳だ」「ＡＤＤを持った人は必ずしも注意欠陥というわけではない。他のみんなが注意過多なのだ」でした。

私はクリエイティブな業界で働いていますが、振り返ってみると、もしＡＤＤでなかったら決して今ほどすぐれた仕事はできていなかったと思います。

ＰＳ：つまり妻が言っていたのは、従業員のだれかのことではなかったわけです。

私がこの話を大好きなのは、考え方に大きな変化が起きたことが示されているからだ。それに私の夫が言っていたことも裏づけている。「環境」は当人に自分のＡＤＨＤについて考えさせるうえできわめて重要だ。ＡＤＨＤを持った人が、無意識にしろそうでないにしろ、あなたには欠陥があるから診断の要ありだと言われているように感じていたら、決して効果はあがらない。この男性の妻は彼の感受性を尊重し、夫が自分でＡＤＨＤを「発見」するように仕向けたのだ。

やはりＡＤＨＤのある男性の視点から見た意見を紹介しよう。この人は、ポジティブな面から出発するほうが、ネガティブな面から始めるよりずっと簡単だと書いている。この男性が妻と話を始めたときに何が起こったか、その内容に注目してほしい。

私はＡＤＤのある夫です。そのことに向き合い、受け入れ、対処しようとするまでには長い時間がかかりました――それでも本来は、セラピーの類を積極的に受けようとする人間なのです（セラピーやＡＤＤの類をまったく信用してない男たちも大勢知っていますが、そういう連中にはもっと難しいでしょう）。

われわれのような身構えたＡＤＤ持ちには、ＡＤＤについてのポジティブな話を聞くのがいいきっかけになるでしょう――ハロウェル博士の本がとくにいいですね。あのなかにある質問のリストは、自分の回答がほとんどイエスだった人間にとっては、なかなかショッキングな代物です。

ＡＤＤを持った相手には、子どもと同じように接するのがいいのじゃないでしょうか。何かほうびになるものを差し出しながら、ネガティブな話にそっとやさしく触れ、相手が気持ちをオープンにしてちょっと耳を貸してくれることがどれほど自分にとって大事かということを示すのです。甘やかしすぎのように思えるかもしれませんが――でも実際、自分の弱みに向き合うというのはひどく恐ろしいことなので、われわれはいったん葛藤が始まると、子どもか一〇代の若者のような精神状態で反応をしてしまう。そして口げんかになれば、道理のわかったおとななんかもうどこにもいません（そのときに、君はただ怖がってるだけだなんて言うのはもっての外です！）。われわれはみんな、とても合理的には受けとめられないような、感情にまみれた過去を持っているんです。

身構えたぶっきらぼうな一〇代の若者の反応がどういうものか想像してみてください。そして何か、やさしいエサのようなもの（なかに鉄の拳が入った）を差し出して、その相手に、ああ気にかけてもらえてるんだと感じさせられるようにやってみましょう。なにしろこれは恥にまみれたテーマで、ＡＤＤ持ちは自分のその部分がまったく好きになれない――嫌でたまらないんです。だから身構えてしまう。

非ADHDの妻や夫にはとても許容できない状況なのに、ADHDのパートナーにはよくわかっていないということもある。そんなときの最後の手段は、あなた自身の要求をごく明確に、最後通牒の形で伝えることだ。

妻と交際していた時期を振り返ってみると、将来何が待っているかを示す兆しもありました。でも妻の治療されていないADDの影響があきらかになったのは、彼女が初めての職をなくしたときです。しかしそのときの私は、来るべきものが来たという気分でした。妻が仕事を続けるのがだんだん難しくなっていき、家庭や子どもたち、夫婦仲にもしわ寄せがくるようになっていました。それに家のなかでと同様、仕事場でもいろいろ失敗をしていることはわかっていたのです。

なので、経済的には痛手ではあったものの、彼女が勤めをやめたとき、私は大いに希望を持ちました。そして彼女が一年休んでから「復帰」するのに協力することにしたのです。

ADDの治療を受けていない人が、自分だけの力で復帰できるのか？　正直疑問でしたし、実際に妻がしばらく家にひとりでいたあと（子どもは小学校と幼稚園です）、状況はさらに悪化し、ストレスはいっこうに消えていませんでした。

それが数年前のことで、今妻は復帰し、ずっと楽な仕事に就いています。子どもも成長して自分のことをだいぶやれるようになりましたが、それでも事態は変わってはいませんでした。それで私はとうとう言ったのです、もうぼくは重荷を負うのに疲れてしまった、五割でもいいところのある結婚はいい結婚だというけれど、ぼくには五割以上空っぽだと。そして、それは君にまだADDがあるせいだと思う、と言ったのです（彼女は子どものころADDだと診断されていたので、そう伝えるのは比較的簡単でした）。もし君がＡＤＤをどうにかすることを拒むようなら、すぐにではなくても、ぼくはいつか家を出ていかざるをえなくなるだろうと。

ありがたいことに、このメッセージがやっと伝わったのか、妻は治療を受けることに同意しました。それまで彼女は、どれほど悪い状況かわかっていなかったのだろうと思います。自分自身と夫婦にはなれませんから。彼女の私への思いは、付き合っていたころと同じ愛情に満ちていました。私はどんな日でも、彼女のヒーローだったのです。でもぼくは幸せじゃないと私が伝えたとき、それは驚天動地の知らせだったし、実際そんな反応が返ってきました。

それで医者にいくと……もう否定の余地はなく――妻はたしかにＡＤＤでした。彼女はアデロールを飲むことに同意しました。

そして三カ月後。なんとなんと。驚きの結果でした。

まだいろいろ片づけなくてはならないことはあるし、ときどき妻が薬を飲み忘れて私が一日てんてこ舞いになったりもしますが、何年も前に自分たちが思い描いていたような状態に戻れたのです……。

ＡＤＨＤに悩んでいる夫婦が、かつての関係を再生するために直面する問題はたくさんある。一度にすべて取り組んだとしても、夫婦ともに――とくにＡＤＨＤのあるパートナーの――負担が大きくなりすぎて、進展は望めないだろう。必要なのは優先順位を設定すること、ほどほどの変化を期待すること、そしてさっきの男性が言ったような「その相手に、ああ気にかけてもらえてるんだと感じさせられるような」環境をつくることだ。

こうした優先順位と、効果的な変化を生み出す最も生産的な方法は、あなた自身を深く見つめ、あなた個人の境界域と価値観を見つけることだろう。自分自身について考えることで相手に決心をうながすというのは、なかなか信じにくいことかもしれないが、共感を持ってやればきっと効果はある。

ＡＤＨＤ治療のサクセスストーリー

サクセスストーリーはいっぱい、山のようにある。ここに紹介するのはほんの数例だ。こうした人たちもみんな、もしＡＤＨＤ治療を受けない選択をしていれば、治療の恩恵を得るという経験はできなかったのだ。そのことを念頭に置きながら、これを読んでほしい。

薬は万能というわけではありませんが、ＡＤＤのある私の恋人は、薬を飲むと頭がすっきりして、非ＡＤＤの人たちにはごく簡単で日常的な振る舞いだと思えるような事柄に集中できるようになったと言います……。彼が薬を飲んでいないときとでは、とても大きなちがいがあるのがわかります……。実際めったにないことですが、彼が家に薬を忘れていったときや、何カ月か前にあったように処方箋をなくしたときなど、ひどくぼうっとして上の空になり、何もコントロールできなくなるのがとても嫌だと言います。自分の思考や集中のたががどんなふうに外れてしまうかがわかり、そうなるのが目に見えているのに、止める力がないと感じるのが……。今は薬のほかにも、たくさんの方法をつくりだしていて、とても私たちの役に立ってくれています。

薬を飲むのは、ニューヨークのグランドセントラル駅から静かなオフィスへ移るようなものだ。薬のおかげで騒音が取り除かれる。

＊

私にはADHDがあります……これ（ADHD）に何がついて回るかを知ったことは、私にはまったく新しい始まりであり、覚醒でした。自分のADHDに取り組むために、いろいろ薬を飲み、毎週セラピーに通ったおかげで、今では改善が見られています。それで自分自身、すごく驚きました（大げさに言ってるわけじゃありませんよ）。ADHDなんて、いつもみんなが冗談めかして話題にしていたようなものなのに、それが私の結婚生活をじわじわと蝕んでいたのがわかったんです。

ステップ4：コミュニケーションを改善する

「夫婦はコミュニケーションが乏しくなるから距離ができるのではない。距離ができるからコミュニケーションが乏しくなるのだ」
——パトリシア・ラブ&スティーブン・ストスニー
How to Improve Your Marriage Without Talking About It

ここでいうコミュニケーションには言葉によるものも含まれているが、実際には広い意味での「つながり」を意味するものだ。とくにこの章では、コミュニケーションをとりつつおたがいのつながりを改善する方法を扱っている。私は夫婦間のつながりを、目に見えない何千本もの糸がふたりをつないでいるというようにイメージするのが好きだ。やがてたくさんの糸がふたりを繭《まゆ》に包みこんで、特別なきずなをつくりだす。毎日のあらゆるやりとりが、その繭に新しい糸を加えて強めたり、糸をちぎって弱めたりする好機になるのだ。

つながりとは話を聞き、理解し、共感すること。わかり合うことだ。そしてコミュニケーションを通じ、あなた自身やパートナーに特有の境界、考え方、論理の流れを尊重することだ。この章で紹介するコミュニケーションのコツやテクニックは、あなたとは本来大きくちがっているパートナーとあなたとを結ぶ糸をさらに多くつくりだすのに役立つだろう。

学習する会話

「学習する会話」とは、夫婦のどちらか一方または両方の考えや要求についての知見を得るためにつくられた、秩序だった会話だ。この会話のポイントは、特定の問題を「解決する」ことではなく、あなたがなぜある問題で苦労しているかという根本的な理由を理解することにある。「学習する会話」を活用する最高のチャンスは、解決不可能に思える問題を今まさにあなたが抱えているというときだ。深い理解と共感があれば、夫婦どちらの要求も満たす解決法を交渉によって見つけるのも簡単になる。

学習する会話とは、「鏡になる」ことと「価値を認める」ことからなる会話だ。夫婦のどちらか一方、たとえばＡＤＨＤの妻が、しばらくしゃべる――長さは文章の段落ひとつ分くらい。それから夫が、妻の考えはこうだと思える内容を夫自身の言葉で、よけいなコメントをつけ加えずにくり返す。それが「鏡になる」ことだ。その理解が正しければ、今度は夫がしゃべる番となる。もし夫の理解が正しくなければ、妻が夫の見落としている点をくわしく説明し、夫は妻の言っている内容を完全に理解できるまで、「鏡になる」ことをくり返す。それが終わると、つぎは夫の番だ。妻が最初に口にした考えや質問に対して短く応え、それからまた役割を入れ替える。

つぎに学習する会話の、覚えておくべき「ルール」をいくつか紹介しよう。

- 言うことは短く、直接的に。情報をたくさん入れ過ぎると、その過程がゆっくりになり、パートナーの注意がそれてしまう危険がある。

- 「鏡になる」ときは、オウム返しをするだけではいけない。相手の言ったことをよく考え、新しい言い回しで口にできるようにする。
- パートナーがあなたの言ったことを自分なりの言葉でくり返すのを聞きながら、あなたの考えが細かなニュアンスまでちゃんと相手の言葉に反映されているかどうか確かめる。言葉の表面的な言い換えではなく、理解の深さを求めるようにする。
- 話している途中でさえぎらない。
- 反論してもいいときがくるまで、反論してはいけない。
- 自分の意見を持つというパートナーの権利を認めることによって敬意を示す。相手の意見に同意できなくても、礼儀を忘れないように。カッとくるようなことがあったら、タイムと言って休憩し、あとであらためてやってみる。
- この手法を用いるときのポイントは、自分の立場を守るのではなく、おたがいの考え方を共有することにある。

私が最近聞いたある会話をもとにした、「学習する会話」の実例を紹介しよう。

ジェニー：私、この前あなたに言われたことですごくむっとしてるの。あなたはいつでもやぶから棒に、私が傷つくようなことを言うのよね。

マイク：（テレビを見ながら）今野球を見てるんだ。ちょっと待てない？

ジェニー：そんなことがしょっちゅうあるでしょ。けさ言われたこと、とくに傷ついたわ。まだ頭から離れないの。今すぐにでもなんとかしたいんだけど。

マイク：じゃあ、もう君に何も話さないほうがいいってことかな？

ジェニー：ほら！　そういうところよ！　これは冗談ごとじゃないの、話してほしいに決まってるでしょ。私が傷つくようなことをぽろっと言ってほしくないだけ。

マイク：（妻の声に怒りを聞きつけ、注意を向ける必要があるのを感じとって）ああ。うん、わかった。「学習する会話」をやってみたほうがいいかな。

ジェニー：（マイクの隣に座る）それがいいわね。だから私は、あなたに傷つくようなことをぽろっと言われるのが嫌なの。前からそのことを話し合いたかったんだけど、でもあなたが私と話すのをやめてしまったら、もっと嫌だと思う。（そう言って待つ）

マイク：（ジェニーの発言を自分の言葉でくり返しながら）ぼくが考えなしに何かを言うのを君は嫌がってる、でも何も話さないより、まだ口に出すほうがましだってことだね。

ジェニー：そうよ。（これで彼女の考えは了解された、今度はマイクの番だ）

マイク：でも、ぼくがそういうことを冗談で言ってるのがわからないかい？　君は冗談をまじめに受けとめ過ぎるよ。それで君が部屋を出ていってから、何か誤解させてしまったとわかって、ぼくはつらい気分になるんだ。

ジェニー：つまりあなたは、私を傷つけたせいで自分も傷ついてると言ってるのね。あれは冗談なんだから、そんなに気にすることはないって。

マイク：そうだよ。（ジェニーはマイクの考えを理解し、そこでまた役どころが入れ替わる）

ジェニー：そうやって気にするなって言われるのも、とっても嫌なの。だって「意図」と「影響」は同じものじゃないでしょう。あなたに傷つける「意図」がなかったからといって、私が傷つかないですむわけじゃない！　あなたが傷つくようなことを言えば、私は傷つくの！　それにそういうことがあったあとであなたが謝るときって、たいていうわべだけでしょう。別に悪いとは思ってなくて、ただ私が謝ってほしがってるから謝ってるような気がする。

マイク：君が言ってるのは、ひとつは、ぼくが君の言うことを聞いていないってこと。もうひとつは、ぼくはまちがったことを言わないように――もっとよく考えるようにするべきだってことだね。それから君は、ぼくの謝り方が不誠実だと思ってる。

ジェニー：ちょっとちがうわ。まちがったことじゃなく、傷つくようなことを言わないでって言ってるの。

マイク：オーケー、つまり君はこう言ってる。冗談であろうとなかろうと、傷つくものは傷つくと。でも言っておくけど、ぼくの謝り方が不誠実だってことはない。君をまた傷つけてしまったと思ってほんとに悲しいんだ。ぼくはただ、自分がうまく言葉を選べないことを隠そうとして、冗談だと言ってごまかしてるんだろうな。

ジェニー：ひとつめの点は、そのとおりよ。言葉を選ぶという話をもう少し続けていい？

マイク：ああ。ぼくも今そのことを考えてる。ぼくがうっかり口にしたことを冗談だと言い張るのは、ほんとうは自分がついよけいなことを言ってしまい、それをうまくコントロールできないことをごまかしてるということなんだと思う。だからもっと言葉を選べるようになれば……

ジェニー：あなたはもっとうまく言葉を選べるようになりたいってことなのね。

マイク：ああ。

ジェニー：でもそうすると、また最初の心配に戻ってきてしまうの。あなたがもっと言葉を選ぼうと努めたら、逆に言葉を選びすぎて何も言わなくなってしまうんじゃないかって。だいたいあなたがうまく言葉を選べるのなら、もうとっくにできてるはずでしょう。あなたが私を愛してくれてることも、よけいなことを言って私を傷つけたくないと思ってることもたしかなんだから。

マイク：そのとおりだね、とっくにできてるだろう。うーん。じゃあ、まず最初にできるのは、もう冗談を「ごまかし」に使わないってことかな。「あれはぼくのADHDのせいだった――ごめん」とだけ言って、その責任を引き受けるようにする。この件はしばらく考える必要があるから、一週間ぐらいしてから、また話をしてもいいかな。

この会話は将来的にも続けられるだろうが、ジェニーとマイクはふたりいっしょに暮らすことやりとりの仕方について、いくつかの新たな理解に達している。マイクがしばらく時間をかけて考えたあと、ふたりは新しく得た知見を応用し、言わなくていいことをぽろっと口に出してしまう彼のくせにどう対応するかを解決できるだろう。また、ジェニーを傷つけるような考えがもともとどこからきているのかも探れるようになるだろう。彼がつい口にしているような感じ方を助長するやりとりが存在するかもしれないのだ。

こういった会話はひどくまだるっこしく感じられるかもしれない。たしかにそのとおりだろう。でもそこがポイントなのだ。秩序だてて、ゆっくりやることで、よりよい理解への道が開ける。別の言い方をしよう。何がいけないいんです？　ゆっくりやりましょう。でないと、まだ根本原因にたどり着いていないのだから、同じテーマで何度も言い合いをくり返すことになりますよ？

もしあなたがADHDを持っていて記憶力がよくないとしたら、自分が発見したことや同意したことをノートに書きとめて、ベッドわきのテーブルなど目につきやすい場所に置いておく習慣をつけるといい。ときどきそうした場面に行きあたるたびに、そのノートを手にとって、自分が今何に取り組んでいるかを思い出すようにするのだ。

「価値を認める」ことの大切さ

「学習する会話」が有効な理由は、パートナーの人生やあなた自身の隠れた動機について、「なるほど！」と腑に落ちるチャンスを与えてくれることだ。マイクの言う「冗談」は、ジェニーが彼の論理を理解できた今では、はるかに意味をなすものとなった。マイクが話し合うのをやめてしまうのではないかというジェニーの不安も、はっきりと伝えられた。たとえ論理から導かれる結論には納得できなくても、その論理が彼のなかでは一貫したものだと認めることは、パートナーを支え、価値を認め合う関係を支えるということでもある。これは夫婦のどちらにとっても、とくにおたがいの関係が危機にあるときは重要なことだ。「価値を認めること」は、力を分け合うことのひとつの形である。パートナーを尊重し、その論理を理解し、その気持ちを「信じる」ことができれば、夫婦関係のなかで相手を高い地位へと持ち上げることになる。それとは逆に、パートナーの考えを打ち消せば、相手をおとしめることになる。パートナーの気持ちを認め、その切実さを認めることを学べば、あなたの家庭を穏やかに保ち、口論になるのを食いとめられる。

衝突が起こったときの対応の仕方はいくつかある。衝突をやわらげようとするか、衝突に合わせるか、衝突をエスカレートさせるかだ。衝突をエスカレートさせるつもりなら、パートナーの考えを認めないと宣言すれば、百発百中だ。もしスーザンが「あなたが家まわりの用事の手伝いをしてくれないのがすごくむかつくの」

と言ったとき、マイクが「何言ってるんだ？　ぼくはいつも手伝ってるじゃないか」などと防御的な反応をしたり、「へえ、そうかい」などと嫌みを言ったり、「ぼくにはそういうことはできないんだよ」と言ったりして部屋を出ていけば、衝突はまちがいなくエスカレートする。ただ「そんなふうに思われてるのは残念だ――そのことで話をしよう」と言えば、彼女の気持ちを認めることになるのに、夫は彼女の物の見方を認めないと宣言しているのだ。これは憤りと険しい感情に直結する。スーザンが正しいか正しくないかは別にして、彼女の認識は、夫は私を手伝ってくれないし、私の意見を気にかけようともしない、というものになる。このときの効果的な対処は、何が起きているかをつきとめ（隠れた感情を見つけ出すことも含めて）、彼女の気持ちと立場に向き合う計画を立てることだけだ。でないと彼女は不満を抱えたまま、ずっと不安定な状況に置かれることになる。

非ＡＤＨＤの妻や夫もしじゅう、自分のパートナーの価値を認めないと宣言している。たとえばビルが、「ぼくにはXはできない」と言い、リンダが「できないわけないでしょ――こんなに簡単なことなのに」と答えるとき、彼女はビルの言葉を無視している。非ＡＤＨＤのパートナーにとって、ＡＤＨＤを持った多くの人たちが経験している打ちのめされたという感覚をすべて共有することは難しい。そこから、ＡＤＨＤのパートナーの経験は特異なもの、その価値を認められるものという認識にはいたらず、「私にできるんだから、あなたにもできるわ」という意識につながっていく。もっといいのはつぎのような反応だ。「あなたがXをやろうとしても、そのやり方では今すぐできないのはわかるわ。でもひょっとすると、何か別のやり方もあるんじゃないかしら？」

相談者と「価値を認めること」について話しているとき、私はよくこう聞かれる。「でも、私がパートナーの言っていることに同意できないとしたら、どうなんです？　どうして思ってもいないことを言わなきゃいけないんですか?」)。「価値を認める」とは、ただ同意することでもなければ、パートナーをなだめるために「正しい」言葉を発することでもない。たとえあなたが同意できなかったとしても、パートナーの論理はちゃんと理解していると伝えることだ。そして自分たちはふたりとも、それぞれの意見を持つ権利があると伝えることでもある。もし相手の論理が理解できなければ、それを理解するための「学習する会話」に取り組まなくてはいけない。

人はおたがいにちがった意見、ちがった論理のパターンを持ち、特異な存在である権利を持つ。そのことを認め合うためのやり方を改善していくことはきわめて重要だ。そこでどの夫婦にもお勧めしたいのは、巻末の「ワークシートと各種ツール」にある「一日でできる、『価値を認める』ためのワークシート」(297ページ)だ。あなたたちがおたがいに同意する必要はなかったとしても、おたがいの考えを認め合うことは絶対に必要である。

五つの「関心の核」が「交渉」の支えとなる

「交渉(ネゴシエーション)」は結婚生活の重要な一部だ。とりわけADHDの問題を抱えた夫婦には、ロジャー・フィッシャーとダニエル・シャピロが、共著のBeyond Reason: Using Emotions as You Negotiate(邦訳は『新ハーバード流交渉術――論理と感情をどう生かすか』)のなかで、すぐれた手法を提唱している。このふたりは「交渉」の専門家で、ハーバード・ロースクールでも教えている。この本のなかでふたりは交渉の仕方について書いているが、その前提となっているのが、感情は強力なもので、いつも必ず存在し、取り扱いが難しいということだ。これらはすべて、ADHDのからんだ夫婦関係では重要な要因となる。

あなたが夫婦関係で抱いている感情は、パートナーとの「交渉」の際、障害にも強みにもなりうる。それはそうした感情がネガティブなものか（この場合は障害になる）、ポジティブなものか（強みになる）による。だが、ただ自分に向かってネガティブな感情をポジティブなものに変えようと言い聞かせたり、感情を無視したりすることは、ほんとうの変化を起こすための効果的な戦略にはならない。そうした感情はどうしても残る。無視するだけではすまないのだ。もうひとつの方法は、「あなたの感情すべてに直接対処すること」だろうか。これはたぶん、あなたがかなり前からずっとやろうとしていることだろう。でもなかなか難しいし、時間もかかり、疲れることでもある。かわりに著者たちは、人間の多くの感情と基本的な欲求の根底にある「関心の核」に焦点を当てることを勧めている。この関心の核とは、人間の基本的な欲求であり、私たちみんなにとって重要な、「交渉」のあいだあなたが抱いている感情を刺激し続けるものだ。

フィッシャーとシャピロの考える「交渉」の枠組みは、あなたがこれまでＡＤＨＤについて学んできた事柄とぴったり合っている。次の表を見てほしい。

「評価」とは「価値を認めること」や共感を指す別の言葉。「自律性」は個人の「境界域」を設定し尊重することについて考えるための別のやり方。「親―子」のダイナミクスは、バランスを欠いた「地位」のひとつの形。そして「役割」が充実していない状態の具体例を考えるとしたら、「家事の奴隷」がそれに当てはまる。私はこの表を初めて見たとき、夫の「関心の核」を五つともすべて無視していたことに気づき、ぞっとした。そして夫のほうも私の関心の核を無視していた。これではおたがいに深く関わり合えないのも当たり前だ！

関心の核を活用しながら、あなたの夫婦関係や、パートナーとのコミュニケーションの仕方を考えてみよう。あなたの言っている事柄や行っている要請は、関心の核にどんな影響を及ぼしているか？　あなたは自分のパ

五つの関心の核（12）

関心の核	関心が無視されるとき	関心が応えられるとき
評　価	あなたの考えや気持ち、行動が無価値なものとされる	あなたの考えや気持ち、行動に価値があると認められる
親密さ	あなたが敵として扱われ、距離を置かれる	あなたが仲間と扱われる
自律性	あなたの意思決定の自由が侵される	あなたが重要な事柄を決定する自由が尊重される
地　位	あなたの相対的な立場が相手よりも劣っているとみなされる	あなたの立場が十分に認められる
役　割	あなたの現在の役割と活動は充実していない	あなたは自分の役割と行動を充実したものとみなしている

ートナーの関心の核に応え、強く支えるための方策を積極的に探しているだろうか？

　私がシャピロに話をうかがったところ、ADHDで苦労している夫婦は、「関心の核」をレンズとして、さらに梃《て》子《こ》として考えればいいとのことだった。レンズとしてというのは、関心の核についての知識を、自分自身の要求やパートナーの要求を理解し、考え、学ぶための手段として活用すること。梃子としてというのは、関心の核を、変化を生み出すシステムとして利用することだ。つまりこう言い換えてもいい。「私がXをやり遂げたいとしたら、そのために関心の核（およびADHD）についての知識をどう活用できるだろうか？」

　シャピロによると、五つの異なった領域を思い出してあれこれ考えるのは難しいもので、とくに交渉が佳境に入っているときには簡単にいかない。だから会話の最中にひとつだけ選ぶとしたら、ADHDで苦労している夫婦の場合、「評価」に焦点を当てればいいとのことだった。つまり、理解し、長所を探し、パートナーの物の見方を受け入れるということだ。「学習する会話」を活用すれば、しばしば異質に思える物の見方を理解するのに役立つだろう。会話の最中でないときには、「自律性」について、つまりだれがどういったことを決める責任を持つかを考える。自律性の問題をめぐる衝突を避けるには、ACBD — Always Consult Before Deciding（「決める前に人の意見を聞く」）という単純なルールを適用するのがいい。

またシャピロによると、ADHDの特性は、ある人が関心の核とどう向き合っていくかという点に影響を及ぼすかもしれない。今という時間を生き、未来をなかなか予期できないという特性は、「親密さ」をどう築くかといった点にはたしかに影響を及ぼすだろう。ただし、それで親密さを築く必要性が減るわけではなく、親密さを築いていく方法が変わってくるだけのことだ。

五つの関心の核は、おたがいに利益を得ようとする交渉を効果的に進めるための強固な組織性をもたらす。さらにくわしいことが知りたければ、『新ハーバード流交渉術』を読んでほしい。著者たちはたくさんの章を割いて、親密さを築く方法を説明している。この本がビジネスマンの読者を念頭に置いて書かれたものだということもプラスに働くだろう。よくあるハウツー本よりもずっと魅力的に感じられると思う。

言葉によるサイン

デリケートな話題をめぐって何度も会話をしなくてはいけないとき、言葉によるサインは、きわめて有効な道具となる。デリケートな話題は、いつもエスカレートしたり脱線したりしがちだ。そうなることはわかっていても、どうやって止めればいいかわからない。言葉によるサインをふたりで決めておけば、そのパターンを変えることができる。

言葉によるサインはどういった状況で効果的か。その実例を紹介しよう。これから出てくるカップルはまだ結婚していない。

女性：たしかに今日はいっしょにコンサートへいこうって言ってたけど、野外だし、雨が降るっていうから、あんまりいきたくないわ。
男性：でもぼくはいきたいんだ。
女性：わかるけど、私は体が冷えてつらくなっちゃうし、コンサートのあいだじゅうずっと調子がよくないと思うの。
男性：でもやっぱりいかないと。前々からいこうって話してたじゃないか。

この会話は現実にあったもので、男性は強引に自分の言い分を通し、結局、雨のなかふたりでコンサートへ出かけた。女性はあまりのつらさにやがて泣き出してしまい、ようやく男性も、彼女がほんとうにいきたくなかったのだと理解し、ひどく後悔することになった。

こうしたパターンは、このカップルがしょっちゅう経験しているやりとりのほんの一例だ。女性はどうにかして「ノー」と言いたいのだが、男性のほうはあくまで自分の意志を押し通そうとし続ける。彼女は彼の振舞いを「ブルドーザーみたい」と評している。

私とこの女性とで、男性のそうした振る舞いを理解しようと努めているうちに、あきらかになってきたこと

(12) Fisher, Roger, and Shapiro, Daniel, Beyond Reason:Using Emotions as You Negotiate, Penguin Books, 2005, p17.

があった。彼の強引な態度は実のところ、どうしても彼女といっしょの時間を過ごしたいという欲求、もし計画を変更したらすべて台なしになってしまうのではないかという恐れの結果だったのだ。もしコンサートにいかなかったとしても、自分たちはいっしょに過ごせるだろうか、と。

そこでこのカップルは、言葉によるサインを活用することで合意した。女性が「ノー」と二度言ったあとで、まだ男性が意志を押し通そうとしたら、彼女はこんな言葉を口にする。「私たち、また悪いサイクルに入り込んでるわ。ちょっと一歩ひいて、隠れたところで何が起きているのか見てみましょう」。このサインには「今は言い合いをやめて、状況を調べるときだ」という意味がある。ふたりいっしょの時間を過ごせなくなるという男性の不安が今はわかっているので、その点をまず考えることになるだろう。雨の日にふたりでやるのにもっといい活動があるのじゃないか？　もし彼女の要請を聞こうとしない彼の頑《かたく》なさの裏にあるものの正体がわからない場合は、彼女がしたいようにするということで、ふたりとも合意した。なぜそうなったかというと、こうしたタイプの問題については、「長い目で見ると彼女のほうがいつも正しい」ので、そうすることが行き詰まりを回避するためのいい方法だと男性のほうが感じているからだ。

もうひとつ、効果的な言葉によるサインの例を紹介しよう。「車の小物入れから意地悪ママが出てくるよ！」。これは私の子どもたちがしばらく私相手に使っていたサインだ。私はやらなくてはいけないことを抱えこみすぎていると、よく怒りっぽく意地悪になる。いっしょに車で出かけたある日、子どもたちが私に「意地悪ママは小物入れにしまっちゃって」と言ってきた。私はすぐに自分が不機嫌にしていることに気づき、子どもたちの要請をとても愉快だと感じた。それで子どもたちに言われたとおり、自分の「意地悪」な部分を取り出して車の小物入れに押し込むようなまねをした。それからずっとこの言葉は、私がもっといい言葉遣いで話したほうがいいとジョージや子どもたちが感じたときの、穏やかな（いつも笑顔で口にされる）サインとなった。

言葉によるサインは、やりとりの緊張感をやわらげるのにきわめて効果的なものだ。理由は、夫婦がそろって同意していること、とくにくり返し起こる状況に取り組めるようにできていること、防御的になるのを回避できることにある。夫婦があらかじめ、中立的でポジティブな行動をうながすために合意のうえでつくったものなのだ。そうした言葉によるサインを使えば、「悪い状況が生まれようとしているのを感じる、今すぐそこから退却したい」という警告用の旗を掲げることになる。ネガティブなやりとりが起こる前に食いとめることで、自分たちの関係をサポートできるとわかっているからだ。

こうしたサインのすばらしさは、デリケートな話題を中立的なものにできるという点にある。たとえば、私が夫に話しかけていても、彼がこちらに全面的な注意を向けていないと感じるときには、こう言う。「あなたが今聞いてくれてるかどうか自信がないの。私のほうを見てもらっていい?」。そして夫がウェブサイトを眺めるのをやめてこちらと目を合わせたら、彼がしっかり注意を向けていると感じられる。もし早い段階で、これがちゃんと注意を向けてほしいというサインであることにふたりが合意していなかったとしたら? 彼はこの要請を押しつけがましい「親―子」のパターンの始まりだと解釈するかもしれない。だが、彼はその言葉を、「私は今大事なことを話しているから、ちゃんと注意を向けてほしいの、ばかにするつもりなんてまったくないわ」という意味に理解している。

サインはADHDの症状から恥の感覚を切り離すのに役立つ。私の夫はときどき、ADHDのせいで注意散漫になる。これは事実だ。私たちにできるのは、その事実を無視するか、受け入れて対処するかだ。そのためには今取り上げているような中立的なサインと同時に、私がいちばんそうしてほしいときに彼が注意を向けるための対処戦略を考え出す。これには彼が壊れているというのではなく、彼が自分のしていたことに戻る前の一瞬だけでもちゃんと注意を向けてほしいという意味しかない。

「小さな声」と戦い、安全だという意識を高める

ADHDのある人たちの多くは、頭のなかで小さな声が、つぎに何をやろうとしても失敗するかもしれないぞとささやきだすという。私はこの声からイメージをふくらませ、小さな悪魔がその人の肩に腰かけながら、こうたずねているところを想像する。「ほんとうにそんなことを試してみたいのかい？」「前に失敗してるのに、どうして今度はうまくいくと思えるんだ？」

あなたの夫婦関係で失敗の代償が大きくなり、そしておたがいのつながりが弱まったせいでコミュニケーションのパターンが悪化するにつれ、この声は大きさを増していく。「今しくじるようなまねをするなよ――とにかく不安定な状態なんだから」「今度やってみて失敗したら、いよいよ離婚だぞ！」

非ADHDのパートナーのほうも、小さな悪魔が耳もとでささやいている。彼らへの有害なメッセージはこうだ。「これをなんとかしないと、いつまでたっても片づかないよ。あんたが責任もって修正しなきゃ。でないと何もかもばらばらになって、あんたはひとり取り残されるぞ」

こうした声は、ADHDのパートナーの一貫性のなさからくる結果として、生き残っていく。夫婦の両方が知っておくべきなのは、この声が存在するのは自分たちが反論するため、あの小さな悪魔を徹底的にたたきのめして力をなくさせるためだということ。そしてこの声に対する最大の防御は、ADHDに効果的に対処し、難しい話題をめぐってコミュニケーションをしても安全な環境をつくりだすことだ。学習する会話、パートナーの意見の価値を認めること、言葉によるサインをつくりだすこと、五つの関心の核を使って交渉することによって、難しい話題のときも安全に、また敬意を持ってコミュニケーションできるための組織性を生み出せる。他にもあなたたち両方にとって安全な環境を生み出す方法はいくつかあるので、紹介しておこう。

●ヒント＝安全なコミュニケーション環境をつくりだすには

・口うるさい小言やいびりは、一切やめよう。あなたの要求を伝える方法を別に見つけよう。

・ポジティブなイメージを強く持とう。ＡＤＨＤのある人たちは、何かがうまくいっても自分の意図ではなく偶然のせいにしがちだ。実際に意図と行動が成功へと結びついたときのことを思い出そう。

・おたがいに注意を向けることだけが目標なら、いっしょに過ごす時間を予定に組み入れることで、おたがいのつながりを強めよう。たとえふたりとも忙しかったり、気が散りやすい状態だったとしても、こうすればいっしょの時間を確保できる。

・おたがいのつながりを強めることを第一に、何かをやり遂げることは二の次にしよう。あなたたちを結ぶこうした糸が強く、多くなっていくほど、おたがいに自分の気持ちや考えを伝えやすくなる。何かをやり遂げられなかったとしても、結婚生活が破綻するとは限らない。だがもうおたがいのつながりがなくなったとしたら、破綻はまず免れないだろう。

・ふたりの根底にあるつながりを壊さないようにしながら、自分の場所がほしいというおたがいの欲求を尊重しよう。ＡＤＨＤと非ＡＤＨＤ両方のパートナーから、たまにはしばらく離れて過ごしたあとで、また新たに始めたいとよく聞かされる。本を持ってひとりで引っ込む人もいる。家のなかに自分だけの特別な空間をつくりだし、そこでリラックスする人もいる。これは一時だけの逃避であるかぎりは健全なことだし、またあらためて問題に取り組むという気持ちがあるなら、将来起こるやりとりにプラスの効果を及ぼすだろう。

・あなたたちの会話を整理し、とくに難しいテーマを話し合う機会を別に設けよう。こうすれば、難しい問題がしじゅうのしかかっていると感じずにすみ、それ以外の時間は雰囲気が明るくなる。たとえば日曜の夜は、その週にどんな雑用を片づけるかを検討し（「ワークシートと各種ツール」の291ページにある「成功へのレシピ」を活用しよう）、さらに夫婦のどちらかを悩ませていることについて「学習する会話」を行うための時間としてとっておく。

・ただふたりで楽しみ、おたがいにつながるための時間を確保しよう。そうすればあなたたちのセーフティネットが増える。

・会話が有害なものになる前にその方向を変えなくてはならないというとき、言葉によるサインを活用しよう。あなたたちのやりとりのなかで、ＡＤＨＤをできるだけに中立的なものにするように努めよう——ＡＤＨＤはうまく対処し克服するべきものだが、決して罪深いものでも、パートナーが「壊れている」しるしでもないのだ。

・ある話題を今すぐ推し進めるほど、それが自分たちにとって重要かどうかを判断するために、優先順位を設定しよう。あらゆる危機に今すぐ取り組まなくてはならないわけではない。

・問題をすべて「解決」しなくてもだいじょうぶだと考えよう。あらゆる問題が解決できるというわけではない。あなたたちの本質的なちがいがあるかぎり、衝突はどうしても生じてくる。解決不可能な問題にぶつかったら、つぎのステップに移ろう——つまり次善の策をつくりだすのだ。

・ありがとうを言おう。いつも最終的に合意にたどり着けるわけではないだろうが、問題解決のプロセスに参加してくれたことへの感謝を示そう。

怒りと悲しみを認める

ご承知のように、怒りは夫婦の会話のなかで重要な要素となりうる。怒りという感情は正当なものだとしても、それが非生産的な形で表現されると、夫婦の両方がマヒしてしまうことも多い。学習する会話によって、五つの関心の核を活用しながら交渉し、また怒りのサイクル（180ページを参照）を抜け出せれば、怒りや失望の感情をどう表現すればいいかを落ち着いて考えられるようになる。望ましいのは、夫婦がおたがいの価値を認め合い、それによって自分のメッセージが聞き届けられる可能性が高まるような表現を考え出すことだ。

悲しみはそこまで目立ちはしないものの、やはりADHDに苦しんでいる夫婦を取り巻く感情の渦のなかで、重要な役割を果たしている。夫婦のどちらも、ADHDが自分たちの暮らしに知らず知らず効果を及ぼしたせいで、ほんとうはありえたはずなのに実現しなかったいろいろなことを思い、悲しみを感じている。ADHDの存在はずっと以前から知っていたとしても、それがつい最近まで自分たちの結婚に影響を及ぼしていたことに気づかなかったからだ。

そうした悲しみや怒りを妥当なものとして認める、そんな新しいコミュニケーションのパターンをつくりだすことが重要なのだ。ADHDのことをもっとよく知っていれば避けられたであろう夫婦間のトラブルに苦しむのは、とても悲しい。あなたのパートナーが子どものころからADHDで苦労し、つい最近になって診断されたのだとしたら、それも悲しいことだ。ADHDさえなければこうだっただろうと期待できた人生が、実際はずっときびしいものになっているとしたら、怒りを感じるのはたやすい。

夫と私は、悲しみを表現した直後には、黙ったままでいるか、ハグをするなどの具体的な共感のサインを示すことが大事だということを学んだ。「黙ったままでいる」というのは、「無視する」という意味ではない。相手とのやりとりに心で加わりながら、あえて言葉を口にしないという意味だ。私の夫は、「ただ話をする」ことが私にとって癒やしになると気づいてから、言葉を差し挟まずにじっと耳を傾けることを学んだ。ときには「そうだね、知ってるよ、女の人は話すだけでも気分がよくなるんだろう！」と冗談を言ったりするようにもなった。とくに男性は、「問題解決」をしたい、パートナーが感じている悲しみをどうすれば乗り越えられるか教えたいと感じる。そうした衝動を抑えられれば、大きな進展があるだろう。自分以外のだれかの悲しみを解決することはできない。ただ認めて、共感を寄せることだ。切り捨ててしまってはいけない。認められた悲しみは、いつか癒えていくものなのだから。

相手の気持ちを認め、本物の共感を寄せることで敬意を示せれば、コミュニケーションは格段によくなる。口論が起きる前に緊張をやわらげることもできる。つぎの短いやりとりのなかで、非ＡＤＨＤのパートナーがどう感じているか想像してみてほしい。

ジーナ（非ＡＤＨＤの妻）：私、結婚しなければよかったかも——あなたがちっとも注意を向けてくれないから！

ブルース（ＡＤＨＤの夫）：寂しい思いをさせてごめんよ。ぼくは君を愛してるし、もっといっしょの時間を過ごせるよう努力したいと思ってるんだ。（彼女をやさしくハグし、ひたいにキスをする）

ジーナ：（怒ってはいるが、少しあっけにとられたように）じゃあ、私とふたりでいる時間をもっとつくってくれるの？

ブルース：君はぼくにはとても大事な人なんだよ！　でもぼくはまだ、自分の注意散漫なところをコントロールできていないんだろう。君を愛してるし、もっとうまくできるようになりたい。でないと君もぼくも傷つけてしまう。

ジーナ：あなたはいつも、もっとうまくやりたいと言うけど、一度もやったためしがないじゃないの。そういうところ、すごく嫌い！

ブルース：ぼくだって好きじゃないよ。もっと君を喜ばせたいし、自分の気持ちをうまく伝えられるようになりたい。それができていなくて悲しいんだ。

ここでブルースは、何も解決策を示していないことに注目してほしい。それでも彼が妻の怒りを（その根底にある嘆きを）認めているので、この会話が口論に発展することはまずないだろう。やさしいハグと、彼女の傷ついた気持ちを認めたことで、ふたりはまたおたがいにつながり、それが自分たちの問題をいっしょに掘り下げ、自分たちの期待とおたがいの経験をどう管理するかを考えていく（もうしばらくあとで、これほど感情的でなくなったときに）ための出発点になる。

男女間の戦いとコミュニケーション

どちらかというと私は、男性と女性とでは接し方を変えるべきだという考え方には抵抗したくなる。私自身がたびたびそういった考え方の犠牲になってきたからだ。だがそれでも、男女のコミュニケーションにはたしかにちがいがあり、それはADHDに冒された夫婦関係では誇張されて伝えられることが多い。とくに心にとめておくべき点が二つある。

1　女性は「徹底的に話し合う」こと、自分の考えを口に出して検討することで癒やされる場合が多い。男性のほうはただ「問題を解決する」ほうが好きで、徹底的に話し合うのは居心地が悪いと感じやすい。話すことは、女性には困惑をもたらさず、気分をよくする。男性には逆効果だ。
2　男性はほとんどの女性より恥の感覚が強く、女性は見捨てられることやつながりを失うことを恐れる気持ちに駆りたてられやすい、という意見がある。だから女性が不満を伝えてきたとき、男性はつい身構えたり、女性に不満を持たれたことを恥ずかしいと感じ、なかなか話したがらなかったりする。見捨てられることやつながりを失うことを恐れる女性は、そうした男性の態度に反応して、しばしば「追い回す」という行動に出る。

パトリシア・ラブとスティーブン・ストスニーは共著書のHow to Improve Your Marriage Without Talking About Itで、こうしたテーマを深く研究し、恥や不安の感情は一般に考えられている以上に行動やコミュニケーションを強く駆りたてていて、そこには男女のちがいがある、という結論を出した。そして読者にこうした感情を誘発する事態を避けるよう呼びかけている。

見捨てられることへの恥ずかしさや不安が、ＡＤＨＤのからんだ夫婦関係ではさらに誇張されることはおわかりだろう。ＡＤＨＤの男性は総じて注意散漫であることが多い――つまり、その妻はひとり取り残されるということだ。決してわざとではなく、結果的にそうなるだけなのだが、それで妻の不安（見捨てられることへの不安）やみじめさがやわらぐわけではない。以前にも書いたように、ＡＤＨＤの夫の散漫性がもたらす有害な影響に対抗するには、ふたりとも意識的に注意を向ける時間をつくり、いっしょに楽しまなくてはならない。おたがいのつながりがこうした不安の特効薬となるのだ。

同じように、怒っているか、「手助け」をする気でいるか、絶望感にくれている非ADHDの妻は、わざとであってもそうでなくても、夫にしばしば恥ずかしい思いをさせる。「どうしてこんなことができないの?」、あるいは「私が手を貸そうか?」といった言葉でさえ、夫が自分のADHDに感じている恥ずかしさを強め、彼を遠ざけてしまう。

といっても、おたがいに話をしないようにと勧めているわけではない。ふたりの間のギャップをどうやって埋めるかを知るためにも、それぞれが許容できるかぎり話をするべきだ。それでも、男女差や恥ずかしさ、不安が及ぼす影響には敏感でなくてはいけない。「徹底的に話し合う」というのはかなり女性的な解決の仕方なので、思ったよりも恥の感覚を引き起こしやすく、逆効果になりかねない。

●ヒント＝会話の最中に恥ずかしさと不安が湧き出すのを避けるには

・難しい会話は別の機会に回そう。検討することがたくさんあるときは、その週のうちに「まじめなことを話す」ための時間を別にとるようにする。「つらい」ことを話すときは、何度にもわたって引き伸ばすのでなく一回にまとめてしまえば、ふたりともほっとできる。

・ひとつ注意を。ADHDの夫が引きこもっていたら、非ADHDの妻は、「私が彼に恥ずかしい思いをさせたの?」「彼は精神的にまいっているの?」と自分に問いかけよう。とくに非ADHDの妻が見捨てられたと感じているなら、相手のそうした気持ちが切実であることを認め、何か楽しいことや有意義なことをいっしょにやる時間を予定に組み込もう。これはADHDと散漫性にはとどまらない。男女差の問題が作用している可能性もある。

・よく聞こう。たいていの女性は、ある程度時間をかけて「徹底的に話し合う」のが好きだ。こうした場合には、ただ問題を掘り下げようとするのは避けて、女性がパートナーに対して、私は言葉の力でこの問題を乗り越えたいという意志を「予告する」のがいい。この予告とは言葉による、「ちょっと聞いて、しばらく私に話をさせて」という意味のサインだ。その女性の気持ちと、なんらかの意見を持つ権利を認め、相手の考えの一部を自分の言葉でくり返すことで（「学習する会話」）、あなたが彼女の言ったことを理解していることを示す。

・問題解決に走ろうとしない。「徹底的に話し合う」ことは、多くの女性に治癒効果をもたらす。細かな点をぜんぶ聞くまで、問題の解決策を出してはいけない。必要なら学習する会話を活用して、とくにやっかいな問題を深く掘り下げるようにする。

ADHDの症状と会話をするときの問題

ADHDのあるパートナーの会話の進め方は、治療されていないADHDの症状からかなり大きな直接的影響を受けたものになる。適切に治療すれば、こうした問題はほとんど解決できる。

ぽろっと口をすべらせる

ADHDの治療をしていない人は、考えなしにものを言う傾向があり、相手からその言い方や内容が失礼だととらえられることが多い。これは衝動性コントロールの欠如と関連があり、改善は可能だ。

会話があちこちに飛ぶ

ＡＤＨＤのある人は、あることについて話していたかと思うと、急にそこから大きく外れたことを話し出す。聞いているこちらはイライラさせられるが、すべて散漫性のなせるわざだ。ＡＤＨＤの人たちは、そこいらじゅうからたえず情報を受けとっている。彼らの脳は「雑音だらけ」だ。そのために、ＡＤＨＤのある相手との会話の多くはとりとめのないものになりやすい。また、それをもう一度軌道に引き戻すのは難しいので、会話が尻切れとんぼに終わるということにもなる。これには注意散漫を改善する治療が役に立つ。

独りしゃべり

他の人が話すのをやめそうなところでも、ＡＤＨＤの人はやめないことが多い。相手が会話にあきたり当惑してなんらかの感情のサインを送ってきても、それをなかなか読みとれないのだ。さらに彼らは、ばらばらな事実を寄せ集めるのはとても得意だが、それを編集するのはあまり得意でないことが多い。その結果生まれるのがとりとめのない（面白いこともあるけれど）会話である。この症状には行動療法が効くだろう。（だが言っておくと、非ＡＤＨＤのパートナーもちがうタイプの独りしゃべりをする。「ちゃんと返事が返ってこなかったらもう一度言うわよ、あなたが注意を向けるようにもう少し大きな声でくどいくらいに」といった独り言だ）

論争が好き、もしくは論争ができない

刺激を愛するという特性から、一部のＡＤＨＤの人たちは闘うことを楽しむようになる。またその対極には、衝突からくるストレスを扱いかねて、ストレスのかかる会話を迫られたときに心理的にも物理的にも引きこも

ってしまう人たちがいる。総合的なＡＤＨＤ治療や、怒りの問題を専門に扱う治療によって、こうした反応はやわらげることができる。

過剰な防御性

あなたはせっかくの能力を生かしていないだの、おまえはまちがったことをしているだのと何十年も周囲から言われ続けていれば、その影響は少なからず出てくる。なかにはデリケートな問題のときに批判がくるのを予想して、何を言われるか聞く前からネガティブに対応しようとするケースもある。これにはＡＤＨＤの総合的な治療やカウンセリングが役に立つだろう。言葉によるサインを決めておけば、会話が防御的な反応を引き起こすのを防ぐことができる。

記憶力の悪さ

ＡＤＨＤの人は、短期記憶の不具合に悩まされることがある。夫婦のどちらも、自分たちの合意事項を書きとめるだけでなく、目立つ場所に置いておくのが望ましい――いや、必須といっていい。短期記憶の問題には大きなプラス面もあり、ＡＤＨＤの人は「許して忘れる」のが早いというところに現れている。

関係 vs 結婚

私の見るところ、実務上のやりとりも「結婚」の一部である場合が多い。だれが赤ちゃんといっしょに起きるのか？　だれが請求書の支払いをするのか？　だれがキッチンを片づけるのか？　だれが子どもたちの世話をするのか？　だが結婚生活のこまごました点をめぐる交渉をうまく運ぶには、まず最初に自分たちの基本的な関係を強くしておく必要がある。

ＡＤＨＤで苦労している夫婦は、結婚生活の細かな点にこだわる一方で、おたがいの人間としての関係のほうを見失っているケースが非常に多い。彼らはだれが歩道の雪かきをしているか、だれが子どもの宿題を見てやっているか、だれが料理や掃除をしているかといったことにこだわる。こうした事柄はすべて、長期的に見れば重要だが、夫婦関係のいちばんの焦点にはならない。これは実務上の問題だ。そう、実務は、とくに家のなかに幼い子どもがいるとき、家族がばらばらになるのを防ぐうえで非常に重要だ。けれども夫婦がうまくいくかどうかの核心は、あなたとパートナーとの関係にある。すべての基盤となるのはあなたたちのつながりなのだ。

結婚生活を守ることを考えるのはやめて、自分たちの関係を改善することを考えるようお勧めしたい。そうすれば、他の部分もあとからついてくる。

●ヒント＝コミュニケーションを改善するには

・結婚生活ではなく、自分たちの関係のことを考えよう。そうすれば、会話のときに適切な選択ができるようになる可能性が高まるだろう。「関係」はあなたたちの人間同士のつながりに焦点を当てるもの。いっぽう「結婚生活」はあなたたちの実務上の問題、だれが「コントロール」するか、そしておそらく実現していない夢に焦点を当てるものだ。

・あなた自身のアイデンティティを守ろう。夫も妻も、相手のために本来の自分のいちばん大事な要素を手放すよう強いられることがあってはいけない。自分がこうありたいと思う最高の部分が損なわれれば、傷ついた気持ちと怒りが残り、夫婦関係はうまくいかなくなる。

•「価値を認める」練習をしよう。あらゆる人間関係のなかで重要なことだが、ＡＤＨＤのからんだ夫婦関係ではとくに大切だ。あなたたち夫婦が大きくちがっている以上、パートナーの論理を理解し、たとえ賛成はできなくても、パートナーが自分の意見を持つ権利があることを認めよう（あなたたちが行き詰まっていて、そのときのテーマが重要なものなら、「学習する会話」を活用しよう）。

•会話のコントロールの均衡が今現在とれていないかどうかに気をつけよう。夫婦のコミュニケーションで、どちらか一方がいつも「教える側」に、もう一方がいつも「学ぶ」側にいるとしたら、あなたたちはもうパートナー同士として機能していない。この偏ったダイナミクスはどちらのパートナーも傷つけてしまう。

•恥と失敗への不安を考慮に入れることを覚えておこう。こうした感情は会話を中断させかねないので、もしどこかに存在しているなら、それを誘発しないように努めよう。こうした感情を乗り越えるために専門家の力を求めよう。

•パートナーの動機や前提を理解していると思い込んではいけない。あなたたちの物の見方は根本から大きくちがっているのだから、いろいろ質問をして、学習する会話に励むことだ。

•あなた自身のことにだけ責任を持とう。パートナーの行動に変化を求めるのなら、パートナーの境界域を決して侵さず、その結果には責任を負うようにしよう。また、あなたが要請したことに対するパートナーの反応にも、あなたは責任を持たないし、コントロールすることもできない。

•五つの関心の核を活用して、交渉の練習をしよう。これはあなたが共感とつながりを保つのにも、交渉のあいだ感情をコントロールするのにも役立つ。

・衝動性と散漫性を管理しよう。この二つは、満足のいくコミュニケーションにしばしば入り込んでじゃまをするＡＤＨＤの特性だ。これには行動上の変化（衝動性）、言葉によるサイン（散漫性）によって対処する。

・学習する会話を活用しよう――それもたっぷりと使うことだ！　どんな話題ででも会話を始めやすいと感じるようになるまで、この手法を練習しよう。

・意見や考えを安全に表明できる環境をつくりだすように努めよう。つまりどんな考えでも、たとえ以前に聞いたことのあるものでも、オープンに受けとめて検討することで、あなたのパートナーに自分なりの意見を持つ資格があることを認めよう。表面的な行動パターンの根底にある感情の問題を理解するように努めよう。

・耳を傾けよう。やりとりのなかでどんな反応をするかは、切り出しの文句と同じくらい重要だ。会話をどのように始めるかに集中するだけではいけない。パートナーの反応をじっくり聞き、自分のなかに取り込むことにも集中しよう。

ステップ5：境界域を定め、自分自身の心の声を見つける

「成功は失敗の裏返し」
——ことわざ

あらためて言う必要もないだろうが、あなたの日常生活にパートナーがずかずかと踏みこんできて、それが苦痛になることがある。ADHDがらみでこじれた夫婦関係では、そういったことがしじゅう起こっている。ADHDのあるパートナーは以下のようなことをしがちだ。

• 非ADHDのパートナーが大切な責任を、たとえば家事や雑用、財政、子育てなどを引き受けてくれるだろうと、ひとりで勝手に思い込む。
• ADHDの症状を治療するのを拒み、「それが嫌ならもう別れよう」などと言ったりして非ADHDのパートナーをコントロールしようとする。
• 他の人の持ち物や財産を考えなしに使って損害を与えたり、めちゃくちゃにしたりする。

一方、非ADHDのパートナーは――

・ADHDのパートナーの責任まで引き受ける。そこにはしばしば、パートナーに能力がないから、自分がやらないと何も片づかないといった思い込みがある。
・パートナーにどう生活するかを指示して、コントロールしようとする。
・ひんぱんにパートナーを変えようとする（非ADHDの人間らしくさせようとすることもある）。
・仕事の問題や個人の問題、健康の問題に介入する。

合意なしに、あなた自身やあなたの習慣をパートナーに押しつけるのは、私の言葉で言うなら、個人の境界域を無視することだ。そうたびたびでなく、一時だけのことなら、ちょっとした判断ミスだろうと大目に見られるか、許してもらえる。けれどもADHDのからんだ夫婦関係では、個人の境界域を無視するというのは、「たまに」の話ではすまない。これは生き方の問題にもなりうる。変化をつくりだしたり、変化に抗《あらが》ったりしようとするなかで起こることだからだ。もうおわかりのように、だれも他の人間を変えることはできない。では、どうすれば夫婦関係に変化を起こさせることができるのか？　ただじっと待っていなくてはならないのだろうか？

私が何かを変えようとしても、パートナーが同じようにするとは限らない――そうした不安はもっともだ。非ADHDのパートナーにとっての悪夢は、もし自分が手綱をゆるめれば、パートナーがADHDの症状に取り組むことに興味を失ってしまい、さらに夫婦関係が悲惨なことになるという事態だ。この不安は根拠のないことではない。実際しじゅう起こっている。

ＡＤＨＤのあるパートナーにとっての悪夢は、勇気を奮い起こして変化を起こそうとしても、一度でもゆらいだ様子を見せると、パートナーから失望や絶望や批判のメッセージしかぶつけられないことだ。こうした不安にも大いに根拠がある。

このジレンマから抜け出す方法は多くはないが、最も効果がありそうなのは、パートナーを変えようとして何かをするのをやめ、あなた自身を変えるために何かをし始めることだ。その指針となるのは、ある一定の行動をとるうえでの、よく考え抜かれたいくつかの根拠である。つまり、個人の「境界域」を設定するのだ。

私が考える個人の境界域という概念を、さらに正式な言い方で紹介しよう。

個人の境界域とは、私たちが生きていくためにどんな状況でも絶対持たなくてはならない、自分がこうありたい、こうしたいと思う価値観や特性、行動である。

個人の境界域を最大限に表現するというのは、あなた自身を十分に表現できるということ、あなたがなりたいと思う最高の人間になるためにその表現が役立つということだ。あなたはそうした特性ゆえに高く評価される。あなたという人間に欠かせないものなのだ。私たちは夫婦の関係でも、愛する人と平和に暮らすために、しばしば根本的なところでも、自分自身を表現するのを加減したりやめたりする。これはあらゆる夫婦関係の健康的な部分だ。ところが、そうした特性の表現の仕方を変えているうちに、本来のあなたとのちがいが大きくなりすぎ、自分が狭まった、あるいは窮屈になったように感じて不健康な状態に陥る。この境目を私は、個人の境界域の「下限値」と呼んでいる。そしてＡＤＨＤに悩まされる夫婦関係ではこの下限値がしばしば破られた結果、夫婦がともに支配権を求めて争ったり、疲れ果てたり、損なわれたりする。個人の境界域のさまざ

個人の境界域の表現

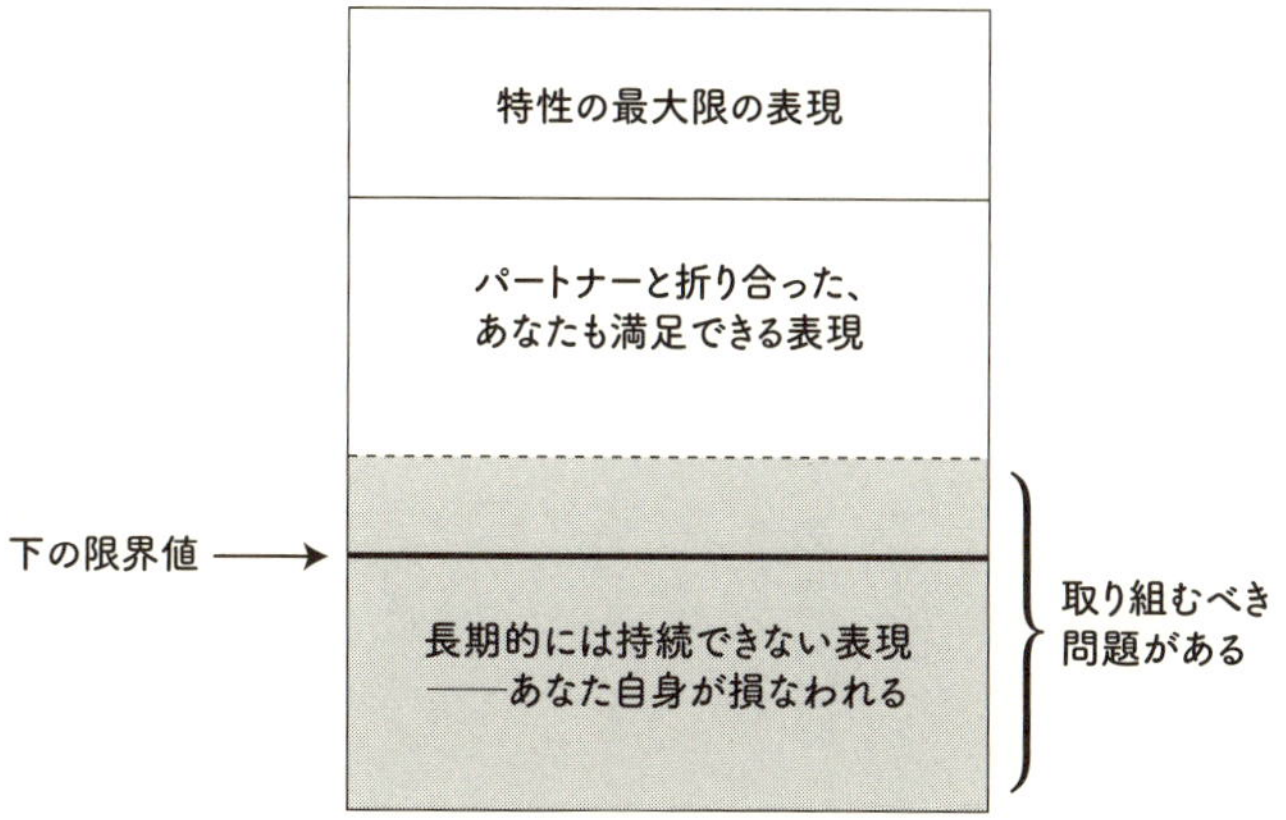

まな表現は、上の図で示すことができる。

ここでの問題は、あなた個人の境界域について、二つの事柄を理解しなくてはならないということだ。

1　あなたが本来のあなたであるために最も重要なものはどれか

2　あなたにとっての下限値は境界域のどこに位置するか

境界域は、最も基本的な部分で、本来のあなたを守ってくれる。あなたがその境界域と一致するように、下限値より上の部分で暮らしているときが、最も幸せで健康的な関係だといえるだろう。逆にあなたが自分自身の本質的な部分をたえず抑え込み、下限値の下で暮らさなくてはならないとしたら、あなたは空虚で満たされず、不幸せに感じるだろう。

あなたの夫婦関係を改善するためのアイデアの核とは、あなた個人の境界域を定め、その境界域に従いつつ、あなたがこうありたいと思う人間でいられるように自分の人生をコントロールすることだ。あなた個人の境界のいちばん大切な部分を尊重し、守ることを学ぶにつれて、あなたのパートナーの境界域も尊重できるようになってほしいと思う。夫婦がともにこのプロセスをたどれば、自己発見と自己規定の道を進んでいくことになり、その組み合わせからはエネルギーと強さが生まれる。

ここでひとつ注意を。あなたの境界域を見つけるというのは、頑《かたく》なになったり自己中心的になったりする理由を探すという意味ではない。その正反対で、何がほんとうの意味で大事なのかを見つけることで、あなた自身がどこまで変わったり交渉したりできるか、どこまでいくとそれができなくなるかがよくわかるようになるという意味だ。あなた自身の境界域の輪郭をはっきりさせることで、あなたがとくに大事に思う人たちに働きかけられる強さが生まれ、またそんなことをすると自分が損なわれるのではという不安も持たずにすむ。大半の人たちの場合、境界域を定めることは、柔軟さや思いやりを増しこそすれ、減らすことはない。よく考え抜かれた境界域は、小さな問題を大局的に見て、多くの場合忘れることを可能にする。

あなたの境界域を定めるためのブレインストーミング

あなたの境界域を定めるとは、本来のあなたという人間に立ち返ること、そしてあなたがどのように振る舞いたいかを決めることだ。そしてこの境界域は、つぎの三つの重要な目的にかなうものでもある。

1 一連のモラルや優先順位をあきらかに示す。
2 あなたが何を期待しているかを周囲にはっきり理解させる。
3 安定した境界域は、時間とともに、あなたと周囲との相互作用を適応させていく。

安定し一貫した境界域は、あなたが最もこうありたいと思うように生きられる環境と、より生産的で幸せな人間関係をつくりだすことができる。

どうやってあなたにとって最も重要な境界域を見つければいいのか？　つぎに紹介するエクササイズは、すぐれたカウンセラーと協力してやるとすばらしく効果のあるものだが、ひとりでやることも可能だ。あなたのパートナーから情報をもらうこともできる。また有意義な読書をし、ＡＤＨＤのことをさらに学び、日記やメモ帳を活用すれば、あなたの考えを整理するのに役立つ。

以下のような質問を自分に問いかけ、いろいろな考えをどんどん出していこう。とくに大事だと思える考えはさらに推し進めていき、あまり重要でない考えはあとで消せばいい。

1　あなたがいちばん幸せだったとき、あなた個人の境界域やルールがどこにあったかを考えよう。あなたにとって何が大事だったか？　どう振る舞っていたか？　あなたのユニークな点はなんだったか？　何にいちばんプライドを持っていたか？　あなたの考え方や行動に一貫性はあったか、それを言葉で表すとしたら？

2　現在のあなたの境界域や個人的なルールがどこにあるかを考えよう。何が変わったか？　あなたはこうであってほしいと思っているのに、今は実現できていない、あるいはあなた自身や周囲に無視されている境界域はどういうものか？

3　あなたのパートナーに質問をしよう――私のどんなところが好きになったの？　私が他の人とちがうところはなんだったの？　あなたの目から見て私の特別なところは何？　あなたは私のどういう部分をい

ちばん誇りに思ってくれているの？
4　あなたは将来、どのようになりたいのか？

あなたが殴り書き程度にメモしたことや日記に書き込んできたことを整理し、ほんとうに大事なものをいくつか丸で囲むことはできるだろうか？　もしそれがむりなら、重要度でレベル分けすることは？（たとえば、レベル1は「絶対に必要」、レベル2は「重要」、レベル3は「やむをえなければあきらめる」という具合だ。もしくはあなたの好きなように名づけてもかまわない）

パートナーの助けを借りてやれる効果的な方法がひとつある。こうしたテーマをめぐって学習する会話を行い、そのパートナーが鏡となってさまざまな考えを映し出せば、境界域を探ろうとしている側がさらに考えを深めるのに役立つと同時に、鏡となるパートナーの側も、自分のパートナーについてより多くの知見が得られるだろう。ただひとつ覚えておいてほしいのは、鏡となるパートナーの役割は、さまざまな考えに対して論評をしたり、「等級づけ」したりすることではないということだ。

境界域 vs ウィッシュリスト

あなたの考える境界域とユニークな特性のリストができあがったら、それがあなたを自分自身へと——将来あなたがなりたい、こんな人生を送りたいと思える存在へと——導いてくれるような永続的、効果的なルールになりうるかどうかを検証してみよう。これは理想的には、あなたが変えたいと思っていることのリスト、いわば「ウィッシュリスト」と実際の境界域とを区別するということだ。自分に向かってつぎの四つの問いかけをして、自分自身に徹底的に正直になって答えることで、「絵に描いたモチ」として棚上げしたり、明確に境界域に入ってくるものかどうかを判断したりできる。

1　その考えは、別のだれかから指摘されたものか？　境界域は、あなた自身の行動や欲求に関わるものであって、他の人たちとは関係がない。たとえば「すっきり片づいた家に暮らす」というのは、自分自身を落ち着かせ、頭のなかや気持ちのコントロールを保つことに関連した、ほんとうの境界域といえるものかもしれない。だがおそらくは、落ち着くことやコントロールを保つことに関連したより大きな考えの下位に属するものだろう。あるいはパートナーにもっと協力してほしいという気持ちの反映にすぎないかもしれない。この後者はウィッシュリストに入るものだ。

2　その考えの一貫性を、現実の状況に照らして確かめてみる。それはどんな状況に当てはめてもあなたにとって「正しい」ものでありつづけるだろうか？　あなたがとても強く感じていて、別の決定を下すのにも使えるほどだろうか？

3　その考えを他の人たちにぶつけてみる。そうした人たちはどんな反応を示し、どんな疑問を持つだろうか？

4　それはあなたを今より「いい人」にするものだろうか？　このエクササイズの最も大きな意義は、あなたを最高の「あなた自身」にするための要素を見つけることにある。もし境界域のなかにあなたをもっといい人にしない要素があるなら、ほんとうに必要かどうか考えてみたほうがいい。

私自身の考えるベストな境界域とは、つぎのようなものだ。

- 夫婦それぞれの自律性と独自性（良し悪しを問わず）を守り、尊重する。
- どちらもそれをめざして前向きに成長できる。
- 夫婦のパートナーシップは、それぞれがひとりで生きてきたときとは本質的にちがうことをわきまえている。
- 「物事」の問題ではなく、人間の問題に焦点を当てている。

あまり効果的でない境界域は、以下のようになるだろう。

- 口論に応じてつくりだされる。
- 他のだれかを罰したり傷つけたりすることを意図している。
- 夫婦どちらの成長も阻害する。
- パートナーの自律性を認識していない。
- もっと雑用をこなすといった「具体的な事柄」である。

あなたはよく考えるうちに、これらのリストに新しい境界の例をつけ加えたくなるるかもしれない。それは「強い」ものか、それとも「弱い」ものだろうか。もし新たに浮かんでくるのが「弱い」カテゴリーに入るものばかりだったら、もっと深く探してみよう。たとえば、あなたのパートナーのだらしなさといった「事柄の問題」の裏には、敬意という「人間の問題」が存在しているかもしれない。

ここでのあなたの目標は、自分が生きていくうえでほんとうに重要ないくつかの考えを明確に定めることにある。そうしたものについて考えることは、あなたが自分の行動の一貫性を評価するだけでなく、どこでパートナーに対して「ノー」とか「それは受け入れられない」と言うべきかを判断するのにも役立つだろう。私の場合は、自分がどこでADHDの症状に人生を蹂躙されるのを許してしまったかをつきとめるのに役立ったが、これは大きな全体図のなかでは重要ではないからあきらめられるという部分を知ることにもなった。

やっとこのエクササイズをやれる余裕ができたというとき、私は自分が個人的に「これに則って生きていく」というルール（つまり境界域）をつぎの五つにしようと決めた。

1　とくに困難な時期でも、おたがいに敬意を持って接する。
2　楽天主義、新しいことを体験しようという意志、知性、幸福感、誠実さといった（私個人にとって最も重要なこと）、本来の私自身を表現できるような生き方ができるように、自分に対して責任を負う。
3　夫を変えようとせず、彼にも本来の彼自身を表現させるようにする。
4　進んで率直に話し、聞き、交渉し、折り合いをつける（夫婦の両方が）。
5　信頼できるつながり――疑いや欺瞞なしに愛情をおたがいに示し、受けとめられる関係をつくりだす。

境界域は人によってみんなちがっているが、敬意という概念は多くの場合、どこかには含まれるだろう。敬意は人間関係に欠かせないものだからだ。ただし「楽天主義」にこれほど高い価値を置く人は多くないだろう。それでもこうした境界域は、私には効果のあるものだ。この境界域を表現することで、私はユニークな個人である自分を伝えられると感じている。この境界に従って生きることが、私に独自の「声」を与えてくれる。こうした枠組みがあるからこそ、私は自分でいるための大きな自由を得られるし、自分にとって何より大事なものを周囲にはっきりと伝えられるのだ。

あなたのいちばん大事な境界域を見つけようとするときには、気をつけなくてはいけない。だれでも自分のウィッシュリストにはたくさんの項目を持っている。ウィッシュリストの項目とほんとうの境界域とのちがいは、ウィッシュリストは私たちがこうなればいいと思うものだが、境界はどんな状況下でも、私たちがこうありたいと思う人間として生きるために、絶対なくてはならないものなのだ。

あなたのパートナーの境界域

自分自身の境界域について考えるうちに、パートナーの境界域についても考えるようになってきたのではないだろうか。そのことを話題にして会話を始められるかどうかを見てみよう。パートナーの境界域をより意識するにつれ、あなた自身も相手の境界域を侵していることに気づいているかもしれない。だから日記をつけることで、自分のそうした感じ方の変化を追いかけ、さらにあなたの境界域をめぐるおたがいの振る舞いについてどう感じたかも記録するようにしよう。

境界域について考え始めると、おたがいの行動の重要性に敏感になってくるのではないか。重要なのは、あなたの行動をあなた自身の境界域と一致させるようにすることだ。これは自分の境界域を補強するのにも役立つだろう（たとえば、もしあなたがパートナーに自分への敬意を要求しながら、パートナーの要求や意見を尊重しなかったとしたら、とても混乱したメッセージが伝わることになる）。これは単純な話に思えるが、予想以上に実行するのは難しいかもしれない。ふたりの関係がよくない状態ならなおさらだ。私の場合、自分の境界域のリストに敬意の問題を入れたのには、もう夫にがみがみ言うのをやめよう、そうすればもっといい気分になれるという意味合いがあった。それで実際にやめた。彼はショックを受けていたが、それはふたりの関係が修復する始まりとなった。こうしたルールをつくったことで、私は自分の懸念をもっと建設的な形で伝える方法を見つけようとせざるをえなかった。そして夫は、これからは私から攻撃される心配をせずに、自分の問題を自分で解決できる自由を手にできるようになった。

境界域をつくりだすための行動計画

ＡＤＨＤについて知ることは、ＡＤＨＤをコントロールするための第一歩にすぎない。そしてあなたの人生を変えることは、まずあなたの境界域がどこにあるかを知ることでもある。そしてつぎには、その境界域にもとづいて行動しなくてはいけない。

私の考える境界域の設定とは、あなたの人生を根本的に変えようという呼びかけではない。それでも、変化のプロセスのなかで重要な道しるべになってくれるものだろう。たとえばあなたが、今の夫婦関係では自分は尊重されていない、だからもう続けられないと感じているとしよう。それはあなたの最優先事項が、あなたにとってとくに大切な、敬意に満ちた関係を築きなおすことにあるという意味だ。今敬意がないから明日にも離婚の手続きをするべきだ、などという意味ではない（長期的に見ると、この問題にふたりで集中的に取り組んだあとでも、どうしてもおたがいを尊重する方法を見つけられないようなら、離婚を考える必要も出てくるかもしれない。大切な個人の境界域の下限値より下でいつまでも暮らしつづけることはできないからだ）。

これであなた個人の境界域は定まった。では、つぎにそれで何をするか？　つぎには変化をめざす計画を立て、実行する。こうした境界域はあなたの境界域であること、あなたの立てた計画にある行動はパートナーの行動とはちがうということを覚えておいてほしい。もう一度言うが、これはパートナーから距離を置くということではなく、あなたがこうありたいと思う人物と一致するような振る舞い方を始めるということだ（実際、私は楽天主義者なので、あなたたちはみんな自分のパートナーを気にかけていることを示したいと思っているのだと、そう信じている）。

ここでそうした行動計画の実例を示すために、私自身の計画の一部をお見せしよう。敬意の境界域をめぐるものだ（「とくに困難な時期でも、おたがいに敬意をもって接する」）。すべてが私の頭のなかでつくりあげたものではない。というのも、私が本来の自分自身とのつながりを回復すると、こうした行動の多くは自然と出てきたからだ。とはいえ、具体的にどう実行するかはじっくり考えもした。それを紙の上に書いたとしたらどうなるかというのが、この実例なのだ。ところで私は、自分がどんな変化を起こそうとしているか、それはなぜかといったことを夫に隠しはしなかった。別にそんな理由もなかったし、もし私がオープンにしていれば、これは妻の気まぐれではなく、本気で変わろうとしている証だと感じさせられるだろうと思ったのだ。それはまた、私が自分の考えを押し通す決意を固めるという目的にも役立った。私たちは何年間もずっと衝突をくり返してきた経験があったので、やはりこの変化がずっと続くと彼が信じるまでにはしばらく時間がかかった。夫の敬意と信用を取り戻さなくてはならなかったのだ。あなたもきっとそうなるだろう。

メリッサの行動計画

敬意をめぐる問題1　コミュニケーションの仕方を改善する

• がみがみ言わない!!!
• よく聞き、一〇〇パーセントの注意を向け、くり返して、理解できたかどうか確かめる。会話のペースをゆっくりにする。
• 途中でさえぎらない。
• 一方的に話さない。交互に話をする。
• 辛抱強くする。
• コミュニケーションのパターンを変える（これについてはいい本を探す！）
• 怒りや不満を伝えるのに大声を出してはいけない。もっといい方法を探す。
• 難しい話題を持ち出すときは、いつの時間帯かに注意する（私の場合は夜がだめで、夫は朝がだめ。だから週末の昼間がベストだろう）。
• 場所に注意する。寝室だと、気分のムラが強められそうなのでよくない。
• 上から見下ろしてはだめ。声のトーンに気をつける。
• 彼の論理ややり方を理解し高く評価するように努める。こちらから質問をする。

敬意をめぐる問題2：彼をコントロールしようとするやりとりを、ポジティブなやりとりに変える

ネガティブな部分は切り落とす——

• 彼が彼らしく振る舞い、彼なりのやり方でできるようにさせる。彼をユニークなひとりの人物として受け入れ、コントロールしたり変えようとしたりするのをやめる。
• 彼が寝室にくるのが遅くても、心配したり文句を言ったりしない。彼には彼の予定があって、私とはちがうのだと受け入れる（懐中電灯を渡しておけば、部屋の明かりがついて起こされずにすむかも）。
・大声をあげたり上から見下ろすのはやめる――生産的ではないし、私はそんな人間になりたいわけじゃない！

ポジティブな部分を見つけて共有する――

・何かポジティブなものを探す。それを自分の頭のなかで強め、言葉にして彼に伝える。
・ふたりでできる趣味を探して楽しみ、いっしょに幸せな時間を過ごせるようにする（もっとふたりで自転車に乗る）。
・いっしょに過ごす時間をつくり、もう一度友達になる（デートしたり散歩したり、友達と夕食を食べたり）。
・ポジティブな事柄をメモに書きとめ、リマインダーとして貼り出しておく。
・彼の意見を求める。

敬意をめぐる問題3：健康と幸福のために、自分自身を尊重する

・もっと運動をする（ジム通いが楽しくなるようにアイポッドを買う）
・栄養を摂るよう工夫する（加工食品を減らして、野菜を多く摂る）。
・魚油の錠剤を飲む。
・毎日のストレスを減らす。いろいろな方法を試して、どの組み合わせがいいか見つける。
・私があまり興味を持てないことをやらせたがる人たちには、もっとひんぱんに「ノー」と言えるようにする。

・私の要求を彼にもっとはっきり伝えることで、それがかなえられるチャンスを増やす。

こうした事柄は、たとえ私の夫に注意を向けたものがあったとしても、基本的には私自身をどうするかというものだ。彼のことを考えていないわけではなくても、自分自身の境界域を定めることは、自分自身について考えることにちがいない。私がこうした事柄の多くを実行できるとわかっていれば、自分に対してもっといい印象が持てるようになるだろうし、自分の基本的な要求に一致した振る舞いをしながら、周囲から敬意を払われるようにもなるだろう。そうすれば自分がもっと好きになって、幸せを感じ始め、状況も自然と好転していくだろう。少なくとも、自分の最も基本的な価値観に一致した人生を送れているという満足感が得られるはずだ。

「私」のことを考えても、「私たち」のことを忘れるわけではない

結婚関連の本には、最高の夫婦は自分たちをひとつのチームと考える夫婦だと強調しているものがある。その意見にはおおむね賛成だけれど、ADHDがからんできた場合、まず自分自身をひとりの個人として明確にできなければ、自分たちをチームとして考えることも不可能だ。またそれ以前に夫婦とも、自分が何ものかというだけでなく、自分のパートナーが何ものかということも知っておく必要がある。たとえ夫婦とはいえ、人はみんなちがっているので、おたがいについての前提がまちがっていることも多い。

私からのアドバイスは、自分の境界域を見つけ、自らこうありたいと思う人間として生きるようにしようということだ。でもそれは決して、パートナーをほうっておくということではない。実際に、もしあなたが自分

を誇りに思える生き方をしようとするなら、パートナーも含めた周囲の人たちすべてに対して寛大に、親切に振る舞おうとするのではないだろうか。それがとりもなおさず、あなたを幸せにもするのだ。

ステップ6：もう一度ロマンスの火を点し、人生を楽しむ

「慎重であれば安全な人生を送れるが、幸せな人生を送れることはまれだ」
――ことわざ

それにしても、なんといろいろ考えなくてはいけないことか！　あなたもここまでずっと読んできてくださったのだから、今こそ楽しむときだ！　そう、わずらわしい家事や雑用と折り合いをつけ、子どもたちの安全を確保し、経済的にも安心したいかもしれない。でも何よりまず楽しんで、また恋に落ちたいとは思わないだろうか？

私たちが「それほどよくはないが、少なくとも話はしている」という状態にあったころ、夫は「愛してるよ」とは言ってくれても、もう私と「恋に落ちて」はいなかった。だれかを愛している人は強いポジティブな感情を持つことができるけれど、まだその人と暮らしたいとは思っていない。だれかと「恋に落ちている」人はロマンティックな引力を感じ、その相手に強く引きつけられ、満ち足りた思いになるものだ。

これは一時だけの有頂天な状態ではない。今いっしょにいる人とこの先二〇年間も絶対いっしょにいたい、この人がそばにいないのは耐えられない、そう思えることだ。パートナーが予定より三〇分遅れでやってきた

ときでも、心からうれしく感じられることだ。自分のパートナーを思って暖かい気持ちになれることだ。愛する人といっしょにいると安心でき、「わが家に帰ってきた」ように感じられることだ。

もしロマンティックな感情を保つのに苦労しているとしても、それはあなただけではない。あなたたちの夫婦関係にかかっている重圧は強く、心をかき乱されるものだろう。この本で紹介した情報からあなたが、ADHD効果に対処するための新しい知見と具体的なアイデアを得られるようになればいいと思う。そしてつぎのステップ――ロマンスにもう一度火を点す――にいつ移るか。あなたがある程度長いあいだ、新たな希望を持ちつづけられるようになり、そろそろいいだろうと思えるときだ。その時間の幅がどのくらいかは、人によってちがうので一概には言えない。いつこのステップに移るかは、あなたの直観に頼るしかない。

研究からわかるロマンスの仕組み

たくさんの神経科学者や社会学者、心理学者たちが、人はどんなふうに恋に落ちるのか、その状態がどんなふうに持続するのかといった問題を研究してきた。これは言ってもかまわないことだと思うが、一般的にほとんどの夫婦では、結婚の幸福感はある程度一定したペースで薄れていく。ペンシルベニア州立大学とネブラスカリンカーン大学の研究者たちが、二〇〇〇組の夫婦を対象にして行ったある研究によると、結婚の幸福感は最初の一〇年で急速に弱まり、それ以降はゆるやかなペースで下がっていくという(13)。たとえば、あなたの近所の夫婦たちが幸せそうにしていたとしても、実際は彼らなりに何かしら問題を抱えている可能性が高いのだ。

ストーニーブルック大学の社会心理学者アーサー・アーロンは、長期間にわたる恋愛の特性について研究している。これはもう一度愛を見出そうとする夫婦にも関連のあるものだ。彼の研究でとくに興味深い側面は、長期にわたる関係を改善する活動に焦点を当てた部分である。研究からわかったところによると、ただいっしょに時間を過ごすだけでは、妻や夫がおたがいに対して抱く感情に影響は見られない。ところが、何か新しくて刺激的なことをいっしょにやると、そうした感情にはポジティブな影響がもたらされるのだ（博士の研究結果では、そうした活動の平均時間は七分程度）。本人たちが「満足できる」けれど「新しくはない」活動をいっしょにやった場合には、それぞれの感情に改善は見られなかった。

またアーロン博士のある研究では、多くの夫婦に「刺激的な」活動とは何かということを定義させたところ、いろいろな答えが返ってきた――いっしょにアウトドアで過ごす、芝居や教室にいく、旅行をする、などが人気のある活動だった。そして、やりがいがあって珍しいことをいっしょにやることで、夫婦間の感情は改善するという結論が出た。

新たに結婚したばかりの夫婦の場合、刺激的な活動にも同種のポジティブな反応は見られなかった。アーロン博士に話をうかがったところ、これは仮説だが、そうした夫婦はまだ新しい経験をたくさんしているため、何もしなくても自分たちの関係を新鮮に保っていられるのではないかとのことだった。

他の研究では、不安やうつは結婚生活での不幸を予告するものだということがわかっている。これはＡＤＨＤで苦労している夫婦には重要なポイントで、私が夫婦ふたりそろって治療を受けるべきだと主張している根拠のひとつでもある。不安とうつはＡＤＨＤに関連していることが多い――ＡＤＨＤのある人にも、夫婦関係

(13) "Keeping Love Alive," Wall Street Journal, 2/8/08.

を取り巻く複雑な問題に対処しているそのパートナーにも見られる。もしあなたが夫婦のどちらかのうつや不安の症状を無視していれば、結婚生活が不幸な状態にとどまる可能性は増すばかりだ。

他のいくつかの研究から、どちらかが何かうまくいったときに誉めたたえることは、何かで困ったときにサポートを示すよりも、夫婦関係を改善する効果が大きいとわかっている。これはアーロン博士の研究ではないが、博士は仮説として、喜び合うことの効用についてこう話してくれた。サポートの場合はまだ「あなたには私の助けが必要なんだ」というトーンが根底にあり、ネガティブな面に焦点を当てることが多いが、一方うまくいったときに喜び合うのはまぎれもなくポジティブなことだ。これもやはり、ADHDのある夫婦関係では重要になる。非ADHDの妻や夫は、ADHDのパートナーが生み出す問題や変化に対応しようとして、しじゅういろいろな選択を行っている。このうえまた助けを申し出るのと、小さな勝利を喜び合うのでは、どちらのほうがいいだろうか？　この研究では後者のほうだという結果が出ている。

こうしたさまざまな発見は、私自身の経験ともよくかみあっていることがわかった。夫と私が現状を変えようと決断し、フランスへ一〇日間の自転車旅行に出かけたときのことだ――私たちにとって初めての体験だった。毎日とても暑かったけれど、新しくてすばらしい冒険の連続だった。それに、ただふだんとちがったように過ごすために、私たちは毎日何かばかばかしいことをするという誓いを立てていた（なぜそんなまねをしたのか覚えていない――泣くのでなく、ずっと笑っていたかったからだろうか！）。夫は私を励ましながら、坂を上るときにはときどき手を貸してくれた。この旅は私たちの新たな関係の始まりとなった……新しくて刺激的というだけでなく（そのことも足しにはなったと思うけれど）、自分たちのちがいを棚上げにして、過去のことを許し、おたがいにやさしくしようと誓いを立てたからでもあった。この二つの組み合わせはとても強力だ。

何より大切なのは、私が夫の生活をコントロールしよう、彼を変えようとするのをやめたことだった。私は彼が彼らしくあるのにまかせ、彼に別の生き方を押しつけようとするのをあきらめた。彼は私に協力して、ふたりでもっと楽しく暮らせるすべを見つけようとしてもいいし、しなくてもいい。私が責任を持つのは私に対してだけ。すると彼はたちまち、私がルールの押しつけや要求をやめたことに、とてもポジティブな反応を示した――もう私がどんなふうに振る舞うかを指図してこない、今は自分でふたりのための選択ができると感じ始めたのだ。

私が使ったこうした手法をただなぞる必要はない。あなたにとって新しく刺激的なものを見つけて、パートナーには自分らしくあるよう責任を持たせ、とにかくやってみることだ！

●ヒント＝愛に効くものを見つけるには

アーロン博士が初めて実験に用いた「新しく刺激的な」課題とは、夫婦がおたがいの手首と足首をひもで結び、発泡スチロールの円筒をマットの上に転がしていって七分以内に帰ってくるというものだった。あなたたちがやる活動はそこまで大がかりな、時間のかかるものである必要はない――ただ新しくてやりがいがあって、楽しければいい。そうした活動を見つけるためのコツをいくつか紹介しよう。

・進んでばかばかしいことをやる。ふだんはエッグトス（卵を投げて割らないように受け取るゲーム）や二人三脚のレースなど面白いと思えなくても、これはばかばかしくて面白いものだ、いっしょにやれば楽しめると思い込むことはできる。遊園地へいってジェットコースターや観覧車に乗るのもいい。ハロウィーンのコスチュームを着るのもいい。お宅の六歳の子どももいっしょに三つ巴でシリーストリング（パーティー用スプレー）合戦をやるのもいい（もちろん庭で！）。

•思いきって新しいことに挑戦してみる。たとえば、トラックの運転を習う、地元のオリエンテーリングの会に入る、急流でラフティングをする、クラリネットのレッスンを受ける。あなたがずっとやりたいと思っていたのに機会がなくてできずにいたことがあったら、今こそチャンスだ。新聞やインターネットにはいろいろなイベントやクラブの活動の告知が出ている。これは夫婦関係には最高の薬なのだと自分に言い聞かせ、ぜいたくをしてみよう（もちろん、経済的に余裕があったらの話だ）。

•パートナーの好きなスポーツを始める。夫がゴルフに夢中なせいで、夫婦関係のじゃまになっているように感じているかもしれない。でも、あなたもやってみたらどうだろう。私が知るなかには、自分の好きなスポーツへの情熱を妻が分かち合ってくれれば大喜びするだろうと思える男性がいっぱいいる。サッカーやフットボールの試合にいっしょにいくというだけでもいい。私は夫のいちばん好きなこと（自転車で長距離を走る）を自分も始め、熱中したおかげで、週末の活動をいっしょにできるようになった（走っているあいだ、コミュニケーションする時間もたっぷりあった）だけでなく、引退後の夢も広がった。今はこの国や世界中を自転車で回ろうという計画を立てている。そして私の体型がよくなってくると、夫がそれを認め、セックスライフも改善した。

•旅行をする。「新しい」体験を求めるなら、いっしょに旅行をするのに勝るものはない。加えて、旅行はあなたを家での雑用の山やもめごとから解放してくれる。知らない外国へいく必要はない、ただ新しくて楽しい体験をすればいい。アーミッシュの居住地や近場の湖を訪れる。カヤックをレンタルする。岸辺でチーズを乗せたパンを食べながら星空を眺めたり、すてきなレストランにいく。あなたがいちばん好きなことならなんでもいい。とにかく外に出て、探検をしよう（ヒント：子どもたちはいっしょにいて楽しいけれど、いつも連れまわる必要はない。あなたたちにはふたりきりで、特別な「おとな」のつながりを新たにする時間が必要だ）。

•積極的に活動する。クロスワードパズルもやりがいがあって楽しいものだが、やはり長い目で見ると、何か活発に過ごせるような活動を選びたくなるのではないか。ＡＤＨＤのある人たちには、そうした活動はとくに大切だ。彼らは総じてよく動き回る必要がある。運動や活動は心理学的な理由から、あなたたち両方の気分をよくする。ＡＤＨＤのパートナーは活発にしていると集中力が高まるということにも気がつくだろう。

•いっしょに創造的なことにトライする。創造的な作業はエネルギーを集中させるのに大きな効果がある。絵画や漫画、詩作の講座にいってみよう。料理教室に通ったり、タンゴのレッスンに登録したりするのもいい。

•インターネットでいろいろな夢をふくらませる。オンラインの世界に閉じこもるのは嫌でも、インターネットは楽しい活動のすばらしいアイデアをたくさん提供してくれる。私の夫はパソコンの前でかなりの時間を費やして、自転車旅行の計画を立てている。これは私にとってもありがたい。自分で計画を立てなくてすむし、彼があれこれポジティブな夢を見るのにも役立つからだ（あまり自転車の備品を買い込みすぎないよう釘を刺す必要はあるけれど）。

•機会をとらえて新しい友達をつくる。料理教室にいったりタンゴのレッスンを受けたり、地元の愛好会に入って何十年ぶりかで自転車に乗る練習をしたりするのは、夫婦そろって新しい友人をつくる最高の機会になる。

愛情とセックス

・ベビーシッターを頼む——それもなるべく多く！　子どもが足もとにまとわりついて注意を引こうとしているとき、おたがいのことに集中するのは至難の業だ。自分たちが週末に出かけたり毎週デートをしたりしていると、子どもたちが無視されたように感じるのじゃないかと心配する親もいる。でも請け合っておくが、あなたたちがおたがいのつながりを深めることで夫婦の関係が強められれば、子どもたちにもすばらしくプラスになるのだ。ベビーシッターを雇う余裕がないなら、友達と交代で預けることもできる。ある晩は自分たちの子を預け、別の晩は友達の子を預かる、という具合だ。

・笑うことを思い出す。あなたがやってみたことがみじめな失敗に終わるというのは、必ず何度かは起こりうることだ。でも、そこのところをくよくよ考えてはいけない。自分が新しいことをやってみたという事実だけに注目し、自分自身を笑い飛ばそう。そう、寝室のベッドの上でもかまわない。「失敗」してもだいじょうぶというように思い定めてしまえば、失敗することはなくなる。

・思いつきで何か変わったことをする。計画を立てるのは、ADHDのある家庭でコントロールを保つためにはいい方法といえる。でも、たまには思いつきで行動するのも楽しいものだ。そのことを受け入れれば、ADHD本来の特性を理解できるようになる。

・ふたりいっしょに楽しく過ごしていた時期のことを、おたがいに思い出させる。冷蔵庫の扉に、ふたりで冒険をしたときの写真を張っておけば、あなたたちが何か難しい状況に対処している最中でも、よかった時期のことを思い出すことができる。

夫婦関係が困難な状態になると、セックスライフも困難になってしまうことは多い。私は何年も前からソファで寝させられてるんです、セックスは一年に一回か二回だ、セックスしている時間がないように感じる——そんな話を聞かされたことは数知れない。ポルノを利用しているという話、パートナーがしじゅうセックスしたがるといった話もたびたび耳にする。

セックスの問題の一部は、ＡＤＨＤの症状に直接結びついている可能性が高い。ＡＤＨＤのあるパートナーがとにかく注意散漫なせいで、セックスの用をなさなかったり持続できなかったりする、というのが典型的な例だ。

私の夫にはＡＤＤがありますが、ふたりの関係はすばらしいものです——コミュニケーションはうまくいっているし、何か問題が持ち上がるたびに、ふたりとも精いっぱい対処しようとしています。ただ、どうしてもうまくいかない問題があって、それがセックスライフなのです。セックスのときはほとんどいつも、彼の気が散って関心がなくなり、またやりなおすということのくり返しで、しまいには絶頂に達するのをあきらめてしまう。彼はセックスに興味がないわけではないし、私たちはとても愛情と情熱に満ちた関係を保っています。問題は彼の頭がどこかへそれていくせいで絶頂を迎えられないことだけ。それでしばらくすると彼はイライラして、もう一度やってみる気をなくしてしまうんです（それに始めたときからかなり時間がたっても、おたがいどうもならないということも多いかも）。正直言うと、私に魅力が足りないから、彼の注意を引きつけておけないんだと思うこともありますけど、でもそれがほんとうの問題ではないこともわかっています。

散漫性の症状が問題の核であると理解できれば、状況は一変する。つぎに紹介するのは今の投稿に対するある読者の反応だ。

これが私なの!!!

夫は、私がもう彼を愛していないと思ってました。私はセックスを求めていた……でも、頭のなかがいろんなガラクタでいっぱいになってしまったせいで、もう楽しめなかった。それで避けていたんです。

あれがADDだとは思いも寄りませんでした。診断を受けて、薬を飲んで……今は、新鮮に感じられるように工夫しています。二回続けて同じことはしない。部屋を変えたり体位を変えたり、ムードを変えたり、セクシーで汚い言葉を言い合ったり、メールを送ったり、なんでもあり。すると、ふたりともすごくよくなるんです。私があんまりイライラしなくなるおかげで、彼も興奮して。でも私はまだなかなかその気になれなくて。もうガッカリ! それに音がするんです。犬の動く音とか、とにかくいろいろな音が――それでとにかく気が散って、もうできなくなってしまう。

昼間のほうがずっとうまくいきやすいのは、薬がとてもよく効くから! でもダイエットがうまくいって、この五週間で五キロ減ったおかげで、ずいぶん自信がついてきました。好きでもないことに集中しようとしてるのに、だれかに求められるとか、セクシーだと思われるなんて考えにくいですから。他にも自己評価を高める方法に取り組んでいて、それもうまくいっています。

でも特効薬ではありません。私は完璧じゃないし、この先も完璧にはならないでしょう。でもこれだけは言えます――セックスライフは大事なものなのに、私たちはそんなふうに考えていなかったし、私のADDのせいでさらにひどいことになっていた。これは皿洗いやテレビを見るより大事なこと……ふたりでそんなふうに考えていると、実際にいいものになるんです。

散漫性がセックスに及ぼす影響のもうひとつの現れは、時間がないように感じられることだ。だとすれば、あまりロマンティックな話ではないだろうけれど、セックスの時間を予定に組み込む必要がある。それが嫌なら、私からアドバイスできることはただひとつ、ADHDのパートナーのそうした面を許して、先に進んでいくことだ。セックスの時間を予定に組み入れるのでなければ、気の散りやすいパートナーがちょうどあなたにとって都合のいいときにセックスのことを考えてくれるのを待つしかない。そうしたことはあまりしょっちゅうは起こらないので、このやり方は夫婦どちらにも失敗と不幸を招くことになる。

セックスの問題とADHDにはあまり深く踏み込まないが、覚えておくべきことをいくつかあげておこう。

- セックスライフに変化をつけて、ADHDのパートナーが興味を失わないようにしよう。
- ADHDの妻や夫の散漫性は、非ADHDのパートナーが魅力的でないということを示してはいない。あなたの欲求をおたがいに伝える方法を話し合い、検討しよう。どちらかが「くみとってくれる」ことを期待してはいけない。
- おたがいに相手を気にかけていることを示す方法を見つけよう。ロマンスと気持ちのつながりはなくてはならないものだ。ADHDのある人は、聴覚か視覚に訴えるリマインダーを考え出して、自分の気持ちを定期的にパートナーに伝えるといいだろう――たとえば一日に一度、短いメールを打つのを習慣にする。
- ポルノは自己治療の一環として（脳でドーパミンがつくられるよう刺激する）使えるが、もしそれがセックスの代替物になったり、パートナーが嫌がったりすれば、夫婦のセックスライフが壊れかねない。ポルノをめぐってけんかになるようなら、専門家に助けを求めよう。
・セックスの衝動が低下する。いくつかの調査では、ＡＤＨＤの経験のある人たちの少なくとも一部はセックスへの関心が減るという結果が出ているが、なぜそうなるかは研究されていない。
・セックスの衝動が高まる。その一方で、一日に複数回セックスをしなくてはいられないというＡＤＨＤの人たちもいる。
・「親―子」のダイナミクスは、あなたたちのセックスライフをたちまちだめにする。がみがみ言うのも同じだ。どちらも絶対に控えよう。
・パートナーに、セックスを「用事」のように感じていないかたずねよう。もし答えがイエスなら、夫婦関係はおそらくバランスが崩れている。カウンセリングを受けてあなたたちを遠ざけている問題をつきとめよう。

今現在セックスの問題があるとしても、それはあなただけのことではない。これ以上事態を複雑にしないように、ゆっくりと取り組み始めるようにしよう。まず、テレビを見ながらソファの上で体を寄せ合ったり、森のなかを散歩しながら手をつないだりする。妻の髪を洗ったり、夫の体をマッサージするのもいいだろう。そういう直接的な体の触れ合いから意味のあるコミュニケーションが生まれ、「君といっしょにいたい」という気持ちが生まれる。そのとき、パートナーがあなたに何を求めているかを言い出すのを「待って」いてはいけない――あなたから求めよう。

何かしらのきっかけから、パートナーをつかのまハグしたり触ったりする。「ただそうしたかっただけさ」と、あなたが彼女のことを気にかけていることを思い出させよう。このカテゴリーで私がお気に入りなのは、夫が家のキッチンでコンピュータをいじっているとき、彼の頭にキスをすることだ。私は彼の短くてやわらかい髪の毛の感触が好きで、彼は私が自分のことを気にかけていると感じるのが好きなのだ。

親密さを一気に高めるベストな方法は、一日の最初か最後に一〇分だけ時間をとって、ベッドのなかで寄り添うことだ。これからセックスを始めるのじゃない、ただ軽く抱き合って、自分たちのつながりを確かめ合うだけだと申し合わせておく。おたがいにちょっとした褒め言葉を、たとえば——「あなたの体、温かくて好きよ」「今日はぼくの車を洗車に持っていってくれたんだね、とても助かったよ、ありがとう」などと言ったりするのは、単純ではあってもポジティブな気持ちを強めるいい方法だ。ときにはただおたがいの心臓の鼓動を聞いているだけでも、ポジティブな経験になる。私と夫の間で親密さが失われてしまったときには、ふたりで相談してこの寄り添う時間を予定に組み入れ、毎朝一〇分だけ目覚ましを早くセットするようにした。これは私たちが一日をポジティブな気分で始めるのにとても役立った。個人的にぜひお勧めしたい！

たくさんの夫婦から聞いた親密さの問題のなかには、夫婦がそれぞれベッドに入るタイミングというものもあった。ＡＤＨＤのある人はその体内時計のせいで宵っ張りになり、非ＡＤＨＤのパートナーは疲れきって早く寝てしまうのがふつうだ。結果的に、たとえセックスなしでもおたがいに触れ合うことでもたらされる満足感を知らずに終わってしまう。もしあなたの家庭がそんなふうだったら、先に夫婦のどちらかがベッドに入るときに、ふたり寄り添ってしばらく過ごすことを考えよう。その妻か夫が眠ってしまってから、宵っ張りなほうがベッドからしばらく抜け出してまた戻ってくるか、ベッドのなかでナイトランプをつけて本を読んだりノートＰＣでインターネットを見たりすればいい。このいっしょに過ごす時間は、夫婦のどちらにとってもすごく大事なものだ。これを最優先事項にすれば、今後起こるネガティブなことも帳消しにできるほど、ポジティブな感情を持てるようになるだろう。

あなたの夫婦関係に雪解けが起き始めたら、これまでに学んだ新しく刺激的なものを求めるテクニックを活用することで、ふたりのきずなを強められるはずだ。あなたの想像力を駆使して「新しさ」と「刺激的」という二つのキーワードをセックスライフに応用してほしい。

セックスライフを改善に向かわせるには、許すことも大きな意味を持つ。あなたが怒ったりむっとしていたりしたら、セックスでいい経験をするのはまず不可能だ。ネガティブな感情がどうしてもじゃまをするようなら、エドワード・ハロウェルのDare to Forgiveを読んで、パートナーを許すことがなぜあなた自身への贈り物になるのか知ることをお勧めする。セックスの場面ほど、そのことが如実にわかる機会はない。

ロマンスに火を点すのにセックスを活用することの肝は、おたがいのつながりにある。あなたがこの本で紹介した他の問題すべてに取り組むうちに、セックスライフを改善できる機会はどんどん増えていくだろう。あの健康的で幸せなセックスはなかなか戻ってこないかもしれないけれど、ゆっくりと始めて、ふたりのつながりを強めることに集中していけば、きっとそのときはやってくるだろう。

注意こそがすべて

〈愛こそはすべて〉とビートルズは歌った。ひとつの世代があの歌の歌詞を口ずさみながら育った。人を愛しさえすれば、すべては正しく解決し、ほんとうのロマンスが見つかる。ほんとうに？　とんでもない！　ほんとうのロマンスは、相手を気遣って注意を向けることにしかない。だからこそ、ＡＤＨＤに対処する夫婦にとって難しい問題になりがちなのだ。

ＡＤＨＤのある人へ――あなたの症状が前よりコントロールできるようになったとして、夫婦関係を改善するためにただひとつのことに集中しようとするなら、ぜひあなたのパートナーに注意を向けてほしい。ただし「パートナーに従う」といった意味での注意ではない。それは夫婦関係のパワーバランスを崩すことになりかねない。ここで言いたいのは、パートナーの気持ちに寄り添うということだ。あなたが注意を向けることで、自分は特別なのだと相手に感じさせるために、なんでも必要なことをしよう。あなたが家の外で長時間働かなくてはならないのなら、パートナーと過ごす時間を予定に組み込むか、場合によっては別の職を見つけることも考えよう。あなたの散漫性のせいでなかなか夜ベッドに入れないとしたら、その状況を変えるためにアラームなどの仕組みをつくる。自分でノートをつける。鏡に「注意を向ける!」と書いた紙を貼っておけば、朝にパートナーをハグしたりキスしたりすることを思い出せるだろう。毎晩歯磨きをするときに、パートナーあての手紙を書くのもいい(洗面台の横に付箋の束とペンを置いておく――「愛してるよ」と書いてパートナーの目につきそうな場所に貼っておくのに、三〇秒もかからないだろう)。

ふたりで寄り添う時間をつくるために、少しぐらい眠気が残ってもかまわないから、目覚ましを早めにセットしよう(そのためにコーヒーがあるのだ!)。お金を貯めていっしょに旅行をしよう(忘れないために目に見える形にするなら、いくら貯まったかをグラフに書き出す)。そしてパートナーに情報や考えをたずねる。「ぼくが君に注意を向けるというとき、どんなふうにすれば君は納得できるのかな?」。これは正当で重要な問いかけだ。もし返ってきた答えが、私の場合のように風変わりでロマンティックのかけらもないものだったら(「じゃあ、晩の皿洗いをかわりにやってちょうだい」)、なぜ相手がそんなふうに感じているのかをつきとめる。そうすることで、彼女の生活についての重要な知見が得られるかもしれない。それでもやっぱり彼女が、皿洗いこそあなたが彼女を愛していることを示す最高の手段だと感じていたなら、あきらめて皿洗いを始めることだ。私の夫はそうした。最初はぶつぶつ言っていたが、それで私の機嫌がよくなると、ほんとうに役に立つことがわかったのだ。
ＡＤＨＤのある人は、とにかく注意を向けることが何より難しい。だからＡＤＨＤのパートナーがたえず注意を向けつづけられる方法を考え出せば、それは最高の贈り物になる。どれほど難しく思えても、そのための仕組みをつくっておけば、きっとできる。恥ずかしいことなど何もない！　あなたは結婚生活を育むという責任を引き受けているだけなのだから。もしあなたの脳がある方向に働くために、定期的に注意を向けるのにどうしてもアラームが必要なら、実行あるのみ！　あなたの結婚生活は、あなたがパートナーに注意を向けるという責任を負えるかどうかにかかっているのだ。あなたが夫婦関係のこうした側面に特別な努力を払おうとしなければ、いずれ関係は終わってしまうだろう。自分たちの関係を続けるために注意を向けるというのは、あまりロマンティックではないし、ずいぶん面倒だとも思えるかもしれない。でもあなたがパートナーの手を握り、彼女が笑みを返してくれれば、すぐに満足感が得られる。そんなふうにいつでもすぐに満足感が得られて、長期的にもいい効果をもたらすような健康的な手段を、他にどれだけ思いつけるだろうか？　あなたが心から注意を向ければ、あなたたちはずっとつながっていられる。これはあらゆる順調な夫婦関係の核心となるものだ。

非ＡＤＨＤのパートナーへ――ＡＤＨＤのあるパートナーとのロマンスは、思いがけない形でやってくる。そのパートナーが定期的に特別なデートを計画してくれる可能性は（それどころか、あなたが計画したデートの時間に間に合う可能性も）低いだろう。夫が毎週楽しいことをやるためにあなたをさらっていってくれるとか、家族のなかの「役割」など気にせずに毎回いい計画を立ててくれるといった夢はあきらめたほうがいい。
かわりにＡＤＨＤのパートナーは、あなたが予想もしていなかったことをたくさんしてくれるかもしれない――おそらくあなたが必ずしも期待していないことや、してほしくないことまで。私が自転車に乗り始めたとき、もっと乗り心地がよければさらに楽しくなるだろうと夫が考えて、何度も私の自転車を「改造」したせいで、とうとう「ストップ！　もう何か変えるのは私に聞いてからにして！」と言わなくてはならなかった。それでも笑みが浮かぶのは抑えられなかった。彼は私のことを考えてくれていて、私がきっと喜ぶと思ったことをやっていたのだ。彼がいつも的を射たことをするとは限らなくても、まったく問題ない……私もいつも彼の望みどおりにできるわけではないし、私が的を外したときも、彼は必ずていねいに接してくれる（それにほんとうのことを言うと、彼がいろいろ改造してくれたおかげで、たしかに自転車の乗り心地はよくなったのだ）。休暇のややこしい計画を細かなところまでぜんぶ立ててくれることもあり（あの「過集中」に感謝！）、しかもいつも文句のつけようがない。彼の才能は「ちょうどぴったりの」旅行を計画できることなのだ。

ロマンティックな恋愛は、あなたが与えたいと思うからこそ与えられる、終わりのない贈り物だ。「私がこれをあげるのは、あなたが変わるのに役立つと思うからよ」というような贈り物とはまったくちがう。そして「私は何か贈り物をするほどあなたを好きじゃない――これ以上何かするには疲れすぎてるし、あなたも最近私に何もくれたことがないでしょう」という疲れきったパートナーの態度ともちがっている。

あなたがどんな「贈り物」をあげられるかを考えるときは、以下の事柄に焦点を当てよう。

つながり――あなたたちの友情を育み、あれこれ楽しむチャンスが生まれるような活動、そしておたがいのポジティブな特性をさらに知ることのできる活動がいい。

若返り――旅行やマッサージ、運動、創作活動（文学、音楽、美術、料理など）、大義のために尽くす、といったことには人を若返らせる力がある。いっしょに何か特別なものを生み出すことで、つながりを復活させよう。

気持ちをくみとる――あなたがだれかのためにできる最高にロマンティックなことは何か。そのひとつは、あなた自身はまったくやりたくないけれど、パートナーがぜひともやりたいと思っていることをしてあげることだ。私の知っているある夫婦は、定期的にこの種の「プレゼント交換」をしている。夫が妻に付き合ってオペラにいき（夫はあまり関心がない）、妻が夫に付き合って撃ち合いだらけのアクション映画（先に同じ）を見にいくのだ。皿洗いをするのもこのカテゴリーに当てはまるだろう。

愛されていると感じさせる――あなたがだれかのためにできる最もロマンティックなこととは？　要するに、私は愛されているのだ、この人の人生のなかで大事な存在なのだと感じさせることだ。大事にされているというこの感覚を強めるような活動を選ぶことは、おたがいのつながりを強めるのに役立つ。これは「朝方にベッドで寄り添う」ことが効果的な理由のひとつでもある。そうした時間に夫婦ふたりでいることが、聴覚と触覚に訴える形でポジティブな気持ちを強め、「君はぼくにとって大事な人だ」と語りかけることになるのだ。

もう一度恋に落ちるための最大の難関――信頼関係を築きなおす

私は以前、夫のことを「一貫して当てにならない」と言っていた。ただひとつ信じられるのは、彼がつぎに何をするのかさっぱりわからない――わかるのは、おそらく私がしてほしくない何かだろうということだけ。ADHDのあるだれかと結婚して、もうその相手を信じられなくなっている人なら、私の言いたいことはおわかりだろう。

信頼には時間が必要だ。古いCMも言っていたように、「昔ながらのやり方」で取り戻すしかない。壊れてしまった信頼関係をつくりなおすには、過去に対処することも必要になる。多くの人たちが自分なりのさまざまな方法で、それを行っている。「許して忘れる」のもひとつの方法だ。実際に忘れることはできなくても、古い傷に十分対処することはできる。これが効果をあげるには、つぎのことを頭に置いておかなくてはいけない。つまりほんとうの目的は、過去を追体験したり「修正」したりすることではなく、今得られる利益のためにその価値を認め、受け入れることにあるということだ。ADHDのせいだとは知らなかったとしても、パートナーからぶつけられたひどい言葉の記憶は生きつづける。相手にそうした気持ちを話させよう。それにこちらから反論したり、説明しようとしたりしてはいけない。ただ耳を傾け、そしてハグか言葉で、あなたが理解したことを示そう。

過去の経験からくる怒りと不満にとらわれずにいることで、新しい何かを生み出すための道が開ける。けれども、その新しい何かとはどういうものだろう？　より信頼できる関係をつくろうとしているなら、振る舞い方をいくらか変えるように努めたほうがいい。でないと過去がまた戻ってきて、新しい現在になる。だから「許して忘れる」ことはつねにADHDの最良の治療だといえるし、それは非ADHDのパートナーにとっての治療となり、変化ともなる。

私がもうひとつ好きなのは、「信用して確かめる」ことだ。これは、なかなか誠実にしていられない、あるいはひどく一貫しないパートナーが以前のやり方を改めようとしていると、あなたが自分を納得させるための方法である。私はそれを、あのつまずきがあったあとで、夫がもう不倫を続けていないと判断するために使った。私たちが結婚生活を続けるうえで合意したことのなかに、今から一二カ月後に私が彼の元の彼女と連絡をとり、もうふたりが付き合っていないのを確かめる、というものがあった。それでもし、続いていたとしたら、そこで話は終わり、離婚届あるのみ。ビジネスライクだと思われるだろうか？　たしかにそうだけれど、私には彼が約束を守っているかどうかを知る権利がある。また彼にも、私が彼を許して信頼できるようになるための仕組みをつくっておく権利がある。そうした仕組みがあればこそ、彼がウソをついているのではとたえず不審に思わずにすみ、ふたりで前に進んでいけるのだ。万一の代償はどんなものか、期限がどのくらいかは、私たちのどちらもよくわかっていた。そして状況が好転しているように見えても、たしかにそうすると自分に約束したのだから、私は実際に元の彼女に連絡をとった。

「信用して確かめる」ことに効果があるのは、特定の基準を設定することで、あなたのパートナーがそれを守ろうとするからだ。でもこれを使うのは、ほんとうに重要な問題に限ったほうがいい。もしパートナーがまだ望ましからぬ活動をしていることがわかった場合、あなたは約束したとおりに行動せざるをえなくなるだろう。彼が金曜の夜に男友達とバーで飲んでいるかどうかをめぐって、離婚までしたいものだろうか？ 中毒性のある行動、たとえばポルノや飲酒、麻薬、セックス依存などは、解決には専門家の介入と時間が必要になる。そうした介入もなく、おたがいに習慣を変えるだけの時間的な余裕もみずに、ただハードルを高く設定するだけでは、失敗は免れないだろう。

信頼関係をつくりなおすには、よく考えたすえの正直なコミュニケーション、それに夫婦どちらにとっても必要な問題についての合意事項が必要になる。優先順位をつける力は、あなたがベストな状態のとき、あなた自身の境界域がどこにあるか、あなたが何ものであるかを理解するうえで重要だ。また、適当な量の共感とリアリズムも必要になる。あらためて言うが、ＡＤＨＤとは意志力の弱さといった問題ではなく、単にＡＤＨＤの症状を「修正」するかどうかの問題なのだ。深く染みついた習慣や、夫婦どちらもが使っている効果の乏しい対処戦略を変えるにも時間がかかる。症状のなかにはどうしても消えないものもあるだろうし、満足のいく次善の策をつくりだすにも時間がかかる。現実的でほどほどの目標を定め、自分たちがどこまで効率的にその目標に向かっているかを測るようにしよう。もしあなたの信頼が、ＡＤＨＤの妻がつねに先々のことを考えて予測できる、非ＡＤＨＤの夫が決して大声を出さないといったことを基盤にしているなら、まず失敗は免れない。いずれは、あなたの目にはあきらかな問題が起きるのを妻が予測できず、夫が冷静さを失うときが来る。それは明日かもしれないのだ。

信頼関係を築きなおすというのは、学習する会話を何度も行うことによって、おたがいのつながりをつくりなおすことだ。つまりは人生がこれからも予測不可能なままであるのを受け入れる（信用する）ということで、これは人生とADHDの両方に大いに関わってくる。

私の考える最高の信頼関係は、だれも完全な人間ではないけれど、自分たちは幸せな人生をいっしょに育んでいけるようたえず努めるという合意から生まれるものだ。ふたりで毎日、おたがいのつながりを強めようと努めよう。自分たちの人生を秩序だった、注意という贈り物を渡し合えるものにしようと努めよう。こうした信頼の基盤になるのは、夫婦の間にあらためて友情をつくりだすことだ――それは私たち夫婦の場合、「古い結婚」を捨てて「新しい結婚」に置き換えることだった。

こうしたすべては、ADHDの症状を理解して効果的に管理し、「許して受け入れる」ためのスキルを研ぎすませ、私たち一人ひとりの要求を尊重することにかかっている。

やがて時間がたてば、あなたたちふたりの努力が、豊かな関係となって実を結ぶだろう。私と夫の場合のように、ふたりでいっしょに歩いてきた道のりによって、夫婦のつながりがさらに強められるだろう。ふたりのきずなはさらに深く意味のあるものとなり、ふたりがそれぞれに払ってきた犠牲に敬意を抱き、自分たちのたどってきた道のりに畏怖の念を覚えるようになるだろう。私はパートナーにとって大事な存在なのかと疑うこともなくなるだろう。大事に決まっている、ここまでいっしょに歩いてきたのだから……そして新たに生まれ変わった愛を信じられるようになるだろう。

終わりに：がんばろうとしすぎないで、ちがう角度から（他の重要なアイデアを）試してみよう

この本には、ADHDの存在にかかわらず、あなたがずっと望んでいた結婚生活を実現するための新しいアイデアがぎっしり詰まっている。最後のまとめとして、その要点をいくつか、重要度の順にあげておこう。

1　治療を受けよう。これはADHDのある人だけでなく、さまざまな経験をしている非ADHDのパートナーにも必要なものだ。治療なしでは、あなたが望むような重要な進展は得られない。その治療については、三本脚の椅子をイメージするといい。医療や運動といった身体上の変化、ADHDの症状を迂回できる仕組みを生み出す行動（習慣）上の変化、おたがいに交流するための建設的な方法を考え出すこと――この三つだ。

2　あなたたちが同じでないことを思い出そう。ADHDと非ADHDの夫婦は、実は非常にちがっているのだ！　学習する会話を活用して、パートナーなりの「在り方」を理解する。あなたやあなたの考えにパートナーがどう反応するかは予測できると決めつけるのをやめる。

3　あなた個人の境界域を把握し、そこから外れないようにしよう。あなたとパートナーが健全な関係を保つために、おたがいの「最低限の要求」を必ず知るようにしよう。この境界域はあなたが、そしてあなたと関係のある周囲の人たちが、ありのままのあなた自身を理解するのに役立つ。よく考えて定められた

境界域は、たとえ今の結婚生活がきびしくても、あなたたちの夫婦関係がいいものだと感じさせてくれる。

4　ADHDのあるパートナーの症状管理の責任は、当人にまかせる。 でないと、非ADHDのパートナーのほうがすべて責任を引き受け、当人はほとんど何も負担しないというアンバランスな夫婦関係になってしまう。「親―子」のダイナミクスと口うるさい小言が習慣化するのは、何がなんでも避けなくてはいけない。

5　よけいにがんばるのでなく、ちがうやり方をする。 あなたたちの生活にADHDがあることを公平に認めた（ADHDを意識した）うえでの、家事への取り組み方を考え出そう。言葉によるサインやうまくまとめたシステムは、これ以上ADHDにあなたの人生を支配させないスマートな管理の方法だ。ADHD効果のパラダイム変化を利用しよう。

6　責めのなすり合いはやめよう。 あなたたちの問題にはどちらにも責任があり、両方が複雑な「行動―反応」のサイクルに一役買っているのだ。夫婦関係での自分の役割の責任だけを引き受けることが、前に進むための重要な一歩となる。

7　怒りのサイクルから抜け出そう。 慢性的な怒りは夫婦関係に害を及ぼす。怒りのぶつけ合いから一歩しりぞき、新しい角度から自分たちの問題に取り組むことで、このサイクルを止める。自分たちの議論の意味を深く見つめなおそう。

8　つながりを築きなおそう。 「結婚」よりも「関係」のほうを考え、何千という糸が生まれて自分たちをつなぎ合わせるところをイメージする。人間は単なる実務作業より重要なものだ。

9　恥と不安のことを知ろう。 何もうまくできないという恥や見捨てられるという不安は、夫婦をマヒさせてしまう。こうした感情の持つ力を認識し、うまく乗り越えられる方法を考え出そう。

10　この本のなかにある会話のテクニックを活用しよう。学習する会話、言葉によるサイン、五つの関心の核を用いた交渉は、どれもＡＤＨＤを意識したもので、あなたたちがつながりやすくなり、前に進めるようになるのにも役立つ。

11　雑用戦争には「成功へのレシピ」方式で取り組もう。これをつねに活用しつづければ、家事の分担をめぐるもめごとには（ほぼ）確実に終止符を打てる。この方式については、巻末の「ワークシートと各種ツール」のなかで説明している。

12　おたがいに注意という贈り物をし合おう。できるかぎりいろいろな方法でパートナーに、あなたは大事な人だということを伝えるのが大切だ。「価値を認めること」が注意と敬意の重要な形であることを忘れずに。たとえあなたが賛成できなくても、パートナーの物の見方を認めるための方法を見つけよう。

13　いっしょに楽しみ、笑い合おう。笑いには癒やし効果があるし、人生は予測可能なものではない。自分にできることを楽しみ、今あるものに感謝することを学ぼう。あなたにとって挑戦しがいのある新しい活動に、ふたりのつながりを築くということも忘れずに含めよう。

14　ＡＤＨＤのことを理解している人たちに助けを求めよう。夫婦そろって医療的な治療を受けよう。家事、家計、子守り、職業訓練の助けも求める。これはひとりでやる必要がないどころか、やろうとしてはいけないことだ。

15　変化には時間がかかることを覚えておこう。あなたたちふたりとも、これまでなんらかの方法で対処してきた歴史がある。あなたが変えたいと思う問題をつきとめ、安全な環境をつくりだし、信用を築きなおすのは時間のかかる作業だ。最初に治療を始めたときの興奮を忘れずに、そしてすぐに事態が変わらないからと失望してやめてしまわないようにしよう。

16　**自分たちの進歩に喝采を！**　成功を祝うことは、「手助けをする」ことよりずっと満足感を強めるということを覚えておこう。小さな「勝利」を喜び合うようにすれば、それが雪だるまのようにどんどん大きくふくらんでいく。トライしたことすべてが効果をあげはしないだろうが、それを笑い飛ばすことで（あるいは少しでも効果があった部分を見つけることで）あなたはさらに進んでいける。やることはたくさんあるし、感謝すべきこともたくさんあるのだ。

ワークシートと各種ツール

雑用のワークシート

週に一度、自分たちが雑用をどうこなしたかを振り返ろう。毎日寝る前に5〜10分かけてその日一日の雑用を整理するのだ。長くほうっておくほど正確に思い出すのが難しくなるだろう。つぎの例のようなワークシートを使って、あなたたちのこなした作業を記録する。ひとつひとつの用事に「好ましさ」の評価と「難しさ」の評価を書き入れる（この評価はあなたの意見だけにとどめておくこと。ふたりだと、同じ用事にちがった評価をする場合も出てくるだろう）。

一週間の終わりには、じっくり腰をすえて、ふたりの雑用チャートを比べてみてほしい。どんなちがいがあるだろう？　どちらか一方が「楽しい」ことばかりやっていないだろうか？　ふたりが雑用にかける時間はバランスがとれているか？　こうしたワークシートを出発点にして、おたがいの個人的な好み、強み、弱みにもとづいた満足のいく作業分担を考え出していこう。

用事	かけた時期	好ましさの評価	難しさの評価

好ましさの評価
1＝やるのは好き
2＝やってもかまわない
3＝やるのは好きじゃない
4＝やるのは大嫌い

難しさの評価
1＝ごく簡単（考えずにできる、単純）
2＝まあまあ（多少の計画または時間が必要）
3＝かなり難しい（いささか大変、さらに計画が必要、やりがいがある）
4＝とても難しい（物理的に大変、複雑な工程がたくさん、新しい、きびしい挑戦）

成功へのレシピ

私のところに来る相談者たちも気に入ってくれている、雑用をとりまとめて割り振るためのすばらしいアイデアを紹介しよう。料理のレシピ入れの箱と、そこにぴったり縦に収まるカードを何枚も用意する。そして箱の内部をつぎの五つに分ける——今週中、来週以降、話し合う、済、白紙。

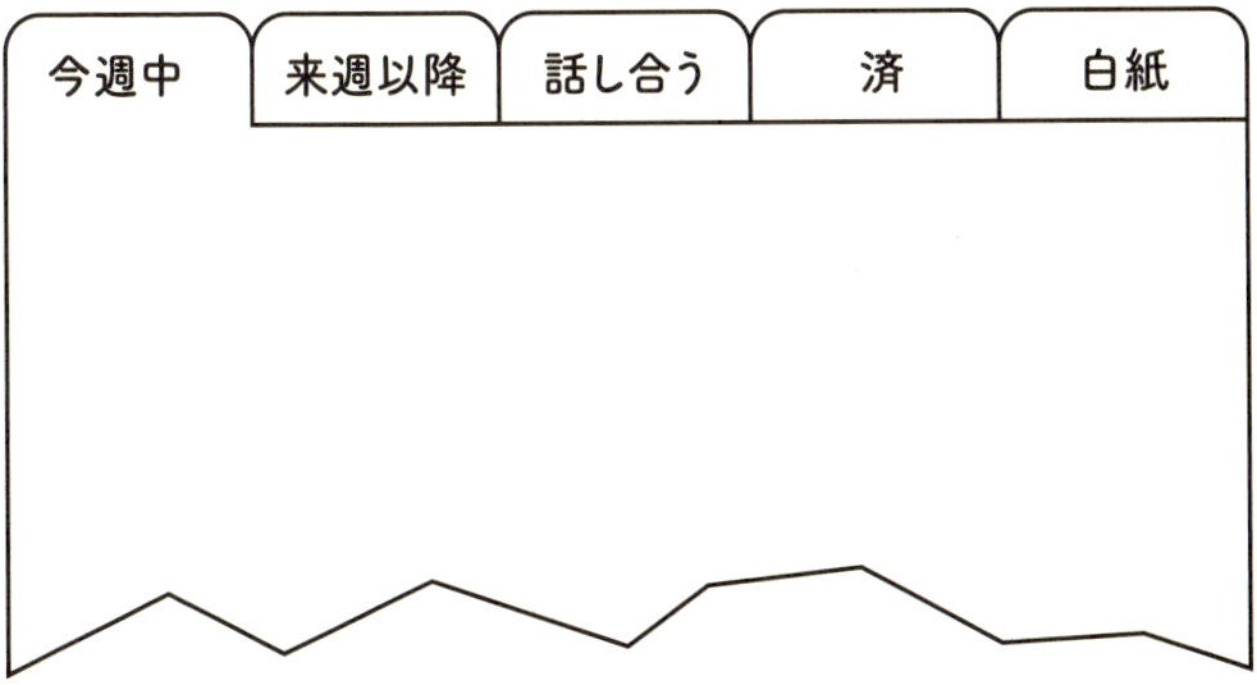

1　片づけなくてはいけない用事を思いつくたびに、カードに書き込み、箱の「話し合う」のところに入れる。

2　週に1、2回のミーティングを予定に組み入れ、ふたりでこのカードのことを話し合う。どの用事がとくに大事か、今週中にむりなくできるか、むりをしてでもやるかを決める。残ったカードを、基本的には重要度の順に、「来週以降」のところに収める。

3　あなたは「今週中」の用事がひとつずつ書かれたカードを持っている。それぞれの用事に何が含まれるかをふたりで話し合う。たとえば「浴室の改修をすませる」には、塗装も含まれるのか、便器を取り付けてタイルを張るだけでいいのか。だれが作業をやるのか、いつ終わりそうか（なるべく正確に）。材料はすべてそろっているか。作業に何が含まれるかをふたりともわかっているか。何時間かかりそうか。人を雇う必要はあるのか。そうした細かな点をすべて洗い出したところで、今週中にやる用事の数にむりはないかを検討する。使える時間と比べて用事が多すぎるようなら、最も重要度の低いものを取り除いて、「来週以降」のいちばん最初に入れる。

4　あとのカードに、話し合いで出てきた役に立ちそうな点をメモして（「便器とタイルだけ」など）、「今週中」のところに収める。

「用事に取りかかる」準備ができたら、箱の「今週中」のところにあるものをこなしていく（いちばん最初のカードから取りかかるように）。用事がひとつ終わったら、カードを「済」のところに移す。

なぜ効果があるのか

この方式が効果的なのには、いくつか理由がある。

- 週ごとに、どの用事を優先するかという順位が更新される。どうしても片づけきれない用事は出てくるものだ。このやり方なら、必ず最も大事な用事に真っ先に取りかかれるようになり、どの用事が最優先かということについてふたりの合意ができる。
- 夫婦のどちらも、パートナーが何をやってくれたかが完全に把握できる。
- ＡＤＨＤのある側には、非ＡＤＨＤのパートナーが得意とする計画立案の知識が助けになる。ある仕事をいつどうやるかを夫婦そろって検討しながら、その計画が現実的かどうか評価できる。さらに非ＡＤＨＤのパートナーは、ＡＤＨＤのある夫や妻がこの計画をどう考えているかをよりよく理解できる。こうしていいコミュニケーションがとれる。
- この箱は目につきやすいし、進展の具合がひと目でわかる。ある用事が終われば、そのカードを取り除いてしまえばいい。
- このやり方だと、非ＡＤＨＤのパートナーの不安がやわらげられる。何か用事を思いつくたびにそれを書き出し、その週のうちにじっくり話し合うことができる。用事のカードを箱に収めてしまえば、「何かが頭のどこかに引っかかっている」状態ではなくなり、他のことを考えられるようになる。そのことは夫婦のどちらにとっても大きなプラスになる。
- ＡＤＨＤのある人が、どの用事に集中すればいいか（箱のいちばん最初にあるカード）を覚えておけるので、つぎのカードに移る前に、ひとつの用事を完全に終えることができる。

エクササイズ：怒り、否認、不安の根底にある原因を探る

このエクササイズは、あなたのきわめてやっかいな感情の根底にある問題を掘り下げていく方法を教え、パートナーとより生産的な話し合いができるようにしてくれる。夫婦のどちらがやってもいい。

例をあげよう。白い紙を一枚、長いほうが横になるように置く。あなたが腹を立てた問題をひとつ取り上げ、それを紙の中央に書き込む。これがあなたの「中心問題」だ。つぎにその腹の立った問題の要素についていろいろな考えを出していく。そしてその考えを中心問題のまわりに、衛星のように書き入れる。関連するものが二つあれば、たがいに近くになるように配置する。たえず「他に何があるだろう？」と自分に問いかけて、もうすべての考えを紙の上に出しつくしたと思えるまでがんばる。こうした「衛星」の考えを書き出したら、衛星のひとつに注目して、自分にこうたずねる。「これはどうして私の気に障るのだろう？　私の怒りの根底に何があるのだろう？」。そして答えを「衛星」の近くに書く。この思考からなる網を、紙の上に主問題と衛星群をすべて書きつくすまで広げていく。それからぜんぶの考えを「剪定《せんてい》」して「つなぎ合わせる」。考えているうちに、重要でないと思えたものは消す。浮かんできた感情的な思考やテーマは線で強調する。ずいぶん汚くなるだろう。でもそれでいい。これは考えを導き出すための仕掛けなのだ。ここからより深い思考が生まれてくる。

つぎのページで実例を紹介しよう。中心問題は「夫が雑用をやろうとしない！」。最初の図は、中心問題と衛星群。二つめの図は、「私の怒りの根底には何があるのか？」という問いの答えを加えたものだ。

ステップ1　中心問題と衛星群

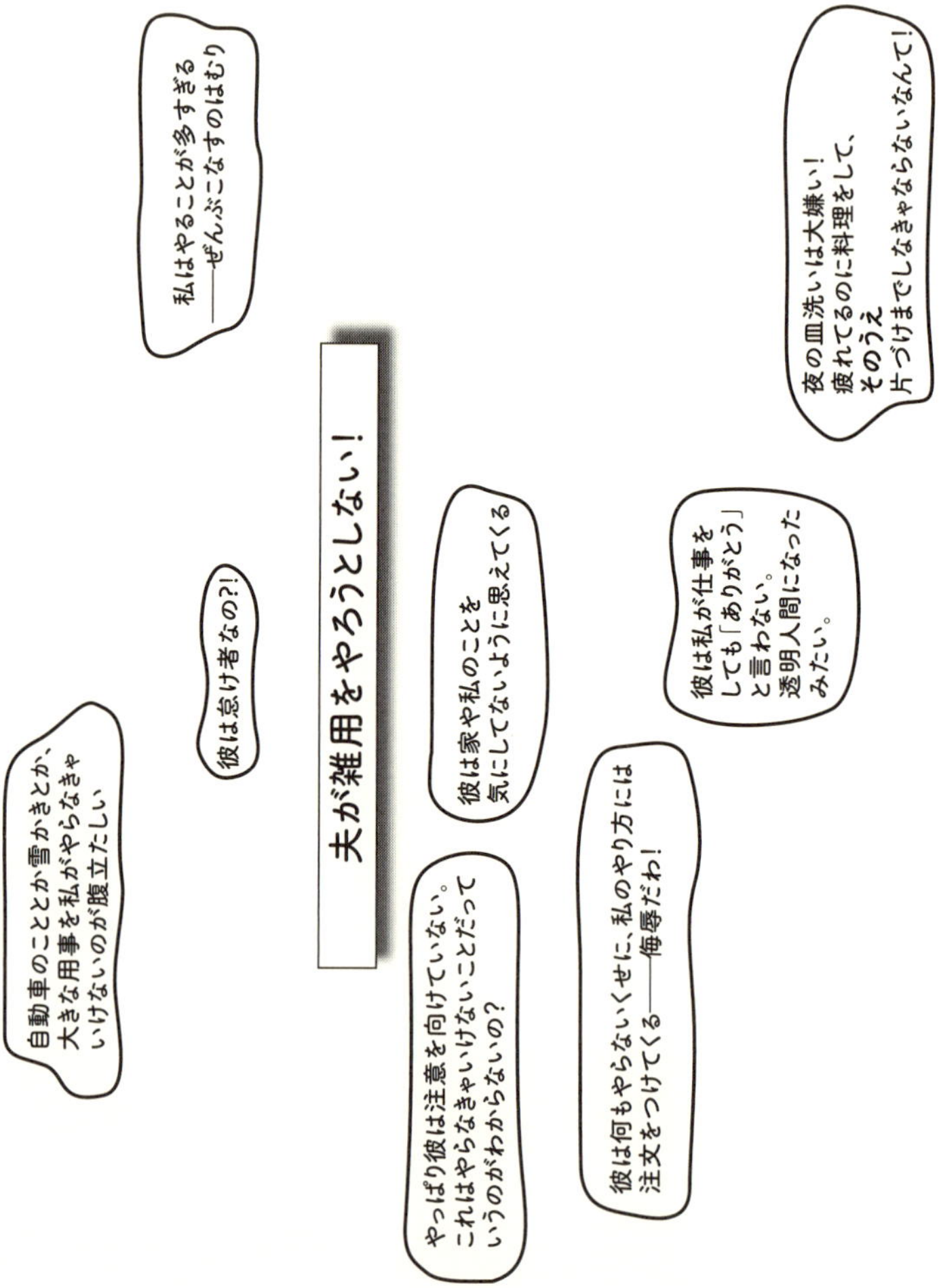
夫が雑用をやろうとしない!
私はやることが多すぎる
——ぜんぶこなすのはむり
夜の皿洗いは大嫌い!
疲れてるのに料理をして、
そのうえ
片づけまでしなきゃならないなんて!
彼は怠け者なの?!
彼は家や私のことを
気にしてないように思えてくる
彼は私が仕事を
しても「ありがとう」
と言わない。
透明人間になった
みたい。
自動車のこととか雪かきとか、
大きな用事を私がやらなきゃ
いけないのが腹立たしい
やっぱり彼は注意を向けていない。
これはやらなきゃいけないことだって
いうのがわからないの?
彼は何もやらないくせに、私のやり方には
注文をつけてくる——侮辱だわ!

ステップ2　根底にあるものは？

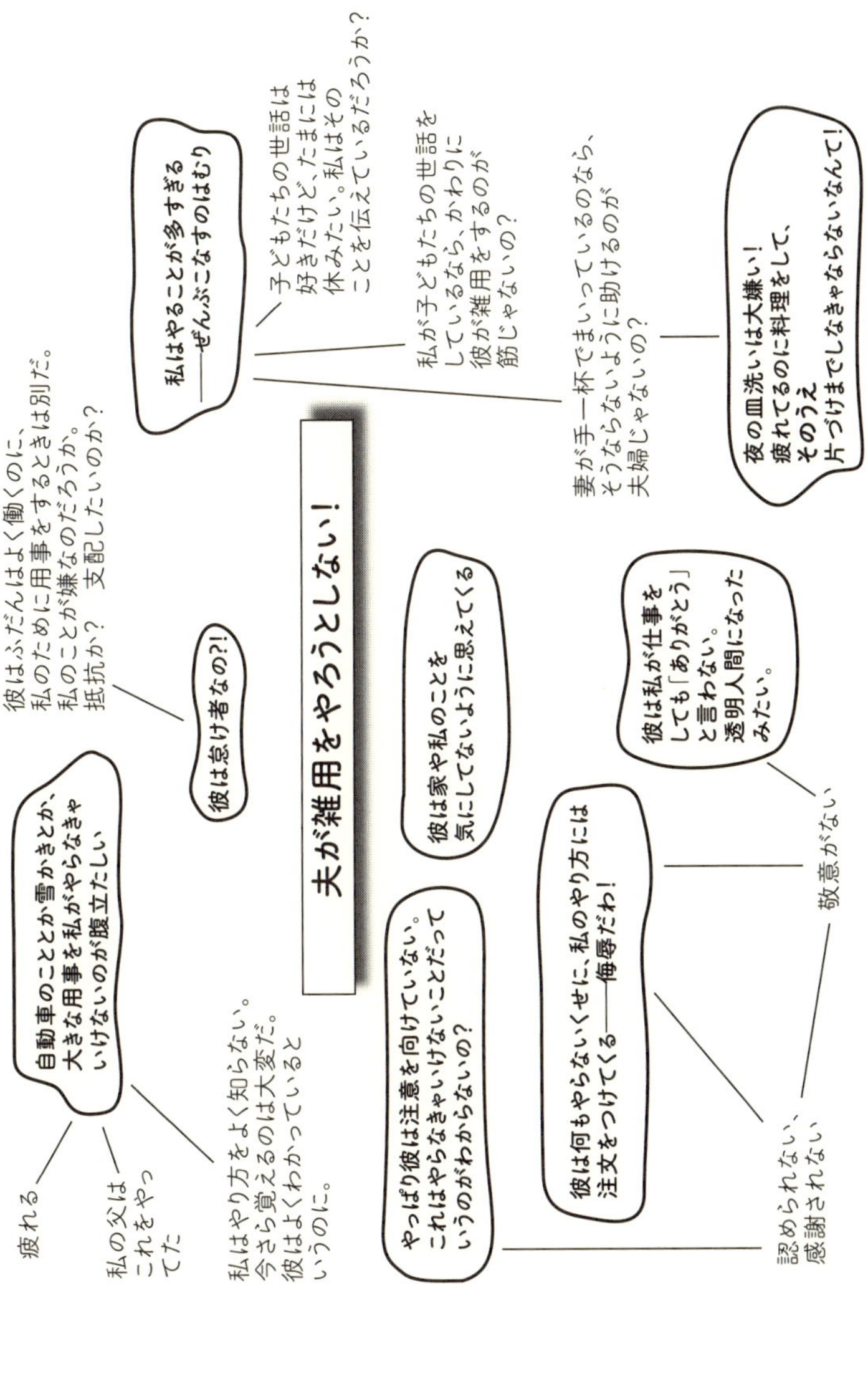

こうしたブレインストーミングから、雑用をどうするかでふたりが合意できない裏にはいくつかの感情的な問題があることが見えてくる。

- 感謝の問題——「認められない、感謝されない」「ありがとうと言わない」
- 立場の問題——「敬意がない」
- 自律性の問題——「彼は何もろくにやらないくせに、私のやり方には注文をつけてくる——侮辱だわ！」

ここで注意すべきなのは、妻が夫の行動を、彼は私を気にかけていないのだというふうに受けとったとしても、それは決して事実ではないということだ。ADHDの症状に冒された夫婦関係では、パートナー本人ではなく、パートナーの症状がやりとりをしているという場合がある。夫が自分の行動のせいで妻がそうした思いをしているのを自覚していない、ということは大いにありうるのだ。そこでつぎのステップは、根底にある問題を穏やかに話し合う（学習する会話を実行する）こと、そしてあなた（非ADHDのパートナー）が自分の反応としてどういった行動をとろうとするかを決めることだ。そうした行動にはいくつかのものが考えられる。たとえば、象徴的な意味合いをこめて、意味のある用事をひとつ引き受けるようパートナーに、きっぱりと、だが穏やかに要請する。ハウスクリーニングの業者を雇う。別の形でパートナーが敬意や感謝、気遣いをわかりやすく伝える方法を見つける、などだ。敬意や愛情をめぐる根本的な不安を伝えないまま、何かしようとしても、いい結果は得られないだろう。

二日でできる、「価値を認める」ためのワークシート

あなたたち夫婦のおたがいへの返事や反応を、二日間にわたってすべて記録し、評価する。そのために一時間に一度、ゆっくり腰をすえ、それまでの一時間に自分たちがかわしたやりとりを思い返す必要がある。評価は1から5までで、最高の1はあなたやパートナーの価値を認めるすばらしいやりとり、最低の5はどちらかの価値をまったく認めないやりとりだ。なんらかのやりとりがあったら、良いものでも悪いものでも、必ずメモをしておく。パートナーだけでなく、自分自身の行動も追いかけよう。これは夫婦のどちらにも当てはまる。

以下のものは、自動的に5となる。

- 批判する
- 侮蔑する
- はぐらかす
- 皮肉を言う
- 身構える
- 「手助け」を装って批判をする

まったく注意を向けない（どんな理由であれ）場合も、最低評価の点数を書き込もう（これがADHDの症状のせいか、意図的な嫌がらせかどうかはあとで考える）。

この実験の最後に、夫婦ふたりでしばらく時間をとって、おたがいに何がわかったかを伝え合おう。何かの

パターンが見つかるかもしれない。たとえば非ＡＤＨＤの妻が、夫が自分に注意を向けないことでとくに批判的だという場合、相手の価値を認めない行動の多くはＡＤＨＤの症状への反応に関係したものになる。また、あなたがとくに強みを示す領域があることもわかるだろう。

うまくいけばこのエクササイズで、つぎの三つのことが実現する。

1　有害な、相手の価値を認めない行動がどれだけひんぱんにあるかを意識することで、その頻度を減らせるようになる。

2　今後同じような状況になったとき、もっと良い、相手の価値を認めるような反応をしようと思えるようになる。

3　すでにある、相手の価値を認めたやりとりを強化しようと思えるようになる。

このエクササイズはいささか気の重いものかもしれない。でも、自分たちの行動を変えるのは、まずその行動を知ることから始まるのだ。

訳者あとがき

現在、日本でＡＤＨＤ（注意欠陥・多動性障害）を持っている人たちの数は、はっきりとはわかっていませんが、おとなと子どもも含めると三パーセント以上、つまり少なく見ても数百万人に及ぶという見解があります。そしてもちろん、こうした人たちの多くが、結婚して家庭を持ったり、子どもをつくったりする年齢層に当たっている。このように夫か妻のどちらか、または両方がＡＤＨＤを持つ夫婦の間では、どんなことが起こっているのか。これはアメリカの調査ですが、そうした夫婦の五八パーセントが機能不全に陥っているという結果が出ています。あまり声高に語られることはなくても、夫婦間のＡＤＨＤは多くの場合、当人同士やその周囲にきわめて深刻な影響を及ぼしている。そしてさらに問題なのは、自分たちの関係にＡＤＨＤがどういった影を落としているかを知らないために、往々にして間違ったアプローチをとり、事態をさらに悪化させてしまうということです。

本書の著者メリッサ・オーロフは、まさにそうした困難を、身をもって体験してきた女性でした。ＡＤＨＤを持った夫と大恋愛の末に結ばれるも、時間がたつにつれて夫婦仲はぎくしゃくし、彼女ひとりが空回りして悪循環に陥ってしまう。やがて夫は別の女性と関係をもち、夫婦は離婚の危機に瀕する。しかも二人の間にできた娘のひとりも、ＡＤＨＤの診断を受けることになり……

それでも最後には、彼女と夫はふたたび愛情に満ちた夫婦関係を取り戻すことができました。それまでにどんな行き違いや苦闘があり、発想の転換や工夫が行われたかは、この本のなかでくわしく語られています。こうした血の通った体験談は、とくに同じ境遇にある人たちの胸には強く響くものでしょう。自分と同じ苦しみや悩みを持った人たちの役に立ちたい、自身の経験やそこから得られた有益な知見を多くの人に知ってもらいたい――著者のそうした思いが、この『あなたのツレはＡＤＨＤなんです』の根幹の部分にあることはまちがいありません。

また彼女は、自らの夫婦関係の改善に取り組んできただけでなく、結婚コンサルタントという仕事を通じ、トラブルを抱えた多くの夫婦に助言を与えながら、数多くの貴重な情報も得てきました。医師や博士といった肩書きこそありませんが、医学・心理学の専門的な裏づけの部分は、彼女が私淑するこの分野の泰斗たち、とりわけエドワード・ハロウェル博士、ジョン・レイティ博士らによって支えられています。そしてオーロフ自身、生来の前向きな気質によって、意欲的に研究を続けた結果、ハロウェル博士から「ＡＤＨＤの関係する夫婦関係にかけては、世界でも第一級の権威」と評されるまでになりました。

そのハロウェル博士と共同で、彼女はＡＤＨＤを持った夫婦たちの集うブログサイトを運営しています。このブログに寄せられた多くの人たちの体験談や告白が、本書のもうひとつの柱といえるでしょう。どれも読んでいてつらくなるほど切実な訴えなのですが、本書の前半ではそのひとつひとつを検討しながら、ＡＤＨＤの実態やＡＤＨＤが夫婦関係に及ぼす影響を説明し、打開策となる「ヒント」を紹介していく。後半では、夫婦関係を立て直すための具体的な解決策が、豊富な実例とともに「六つのステップ」に分けて提示される。さらに巻末には、夫婦いっしょにＡＤＨＤを乗り越えていくための各種エクササイズやツールも紹介されていますので、きっとどなたが読まれても、何かしら役に立つ情報が見つかるでしょう。

著者メリッサ・オーロフは現在、結婚カウンセラーを務めるかたわら、広くセミナーも開催して世界中の悩める夫婦のために支援を行い、この分野のカウンセラーの養成にも務めています。二〇一〇年に執筆した本書（原題は The ADHD Effect on Marriage）が大きな反響を呼んだ結果、『ニューヨーク・タイムズ』紙やテレビの三大ネットワークなどのメディアからインタビューされ、一躍全米に名を知られる存在となりました。そして二〇一四年には、The Couple's Guide to Thriving with ADHD（ナンシー・コーレンバーガーとの共著）を上梓するなど、ますますその活躍の場を広げています。

二〇一六年三月

松本剛史

索引

メリッサ・オーロフ（Melissa Orlov）
結婚生活へのADHDの影響を研究する専門家。ADDitude MagazineでYour Relationshipsというコラムやwww.ADHDmarriage.comで有名なブログを書いている。ネッド・ハロウェル、スー・ハロウェルとともにMarried to Distractionを執筆。資格を持った臨床ソーシャルワーカーであり、世界中のADHDカップルから助言を求められ、関係を修復し成長を育む手助けをしている。オーロフはハーバード大学を優秀な成績で卒業。

松本剛史（まつもと・つよし）
1959年和歌山県生まれ。翻訳家。東京大学文学部社会学科卒業。トーマス・アームストロング『薬を飲ませる前にできるＡＤＨＤの子どもを救う50の方法』（2011年、柏書房）、カール・オノレイ『難題解決の達人たち』（2014年、新潮社）、ロン・クラーク『親と教師にとって、すごく大切なこと』（2005年、草思社）、エイドリアン・ファーナム『人生に必要な心理 50』（2010年、近代科学社）など、訳書多数。

あなたのツレはADHDなんです

2016年5月1日　第1刷発行

著者	メリッサ・オーロフ
翻訳	松本剛史
発行者	富澤凡子
発行所	柏書房株式会社
	東京都文京区本郷2-15-13（〒113-0033）
	電話（03）3830-1891［営業］
	（03）3830-1894［編集］
装丁	関原直子
DTP	株式会社キャップス
印刷	萩原印刷株式会社
製本	株式会社ブックアート

ISBN978-4-7601-4708-3

薬を飲ませる前にできるADHDの子どもを救う50の方法

アメリカで定番のロングセラー、ついに登場！
トーマス・アームストロング＝著　松本剛史＝訳
四六判・並製、二五〇〇円（税抜き）

ぼくたちが見た世界

自閉症者によって綴られた物語
カムラン・ナジール＝著　神崎朗子＝訳
四六判・並製、二〇〇〇円（税抜き）

生きかたに迷った人への20章

こころの時代を生きる人たちへの、20の処方箋
フレデリック・ルノワール＝著　清水珠代＝訳
四六判・上製、二三〇〇円（税抜き）

「愛」って何？—わかりあえない男女の謎を解く—

本国ドイツで30万部を売り上げた〈ポップな哲学者〉のベストセラー、待望の邦訳！
リヒャルト・ダーフィト・プレヒト＝著　柏木ゆう／津守滋＝訳
四六判・上製、二八〇〇円（税抜き）